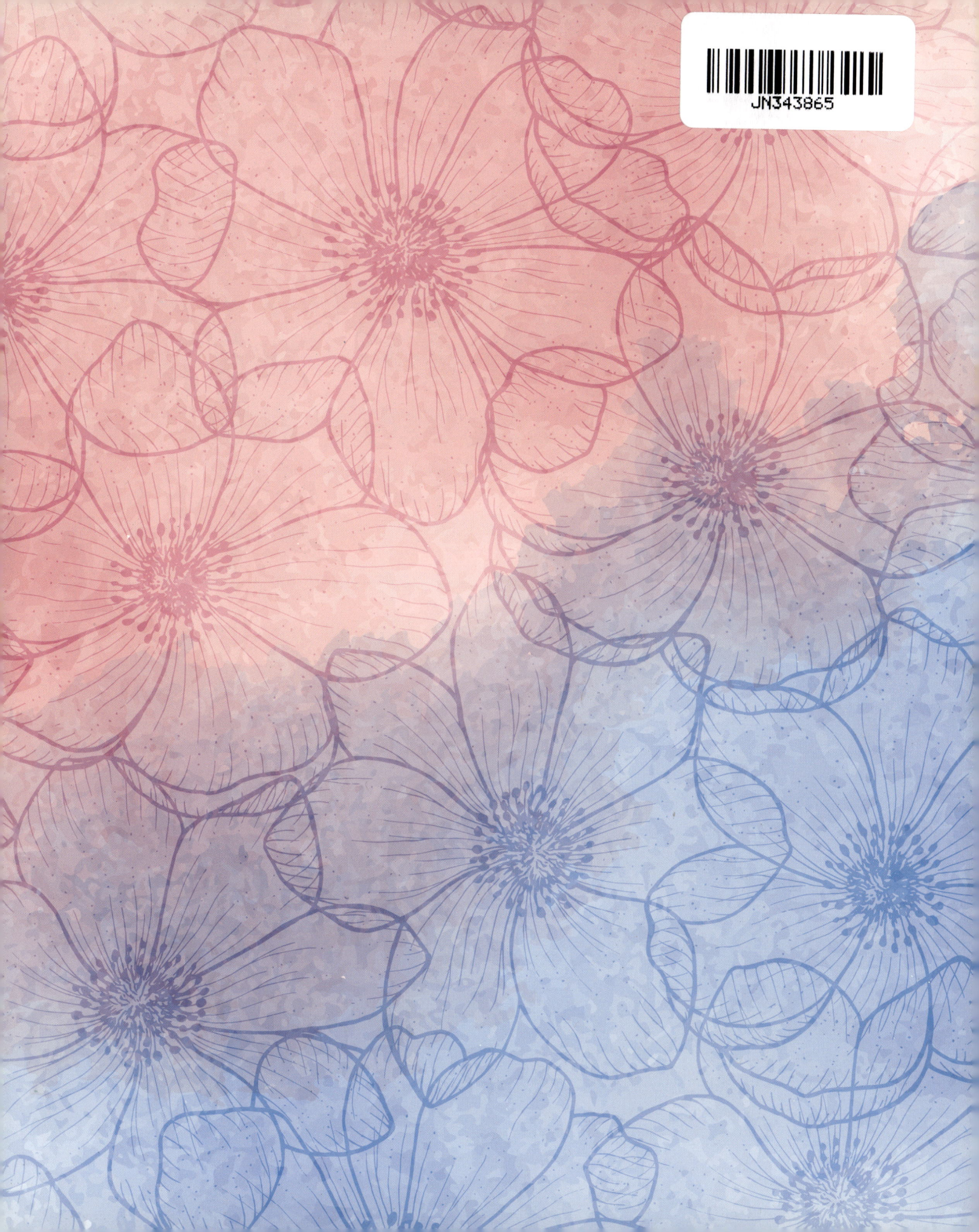

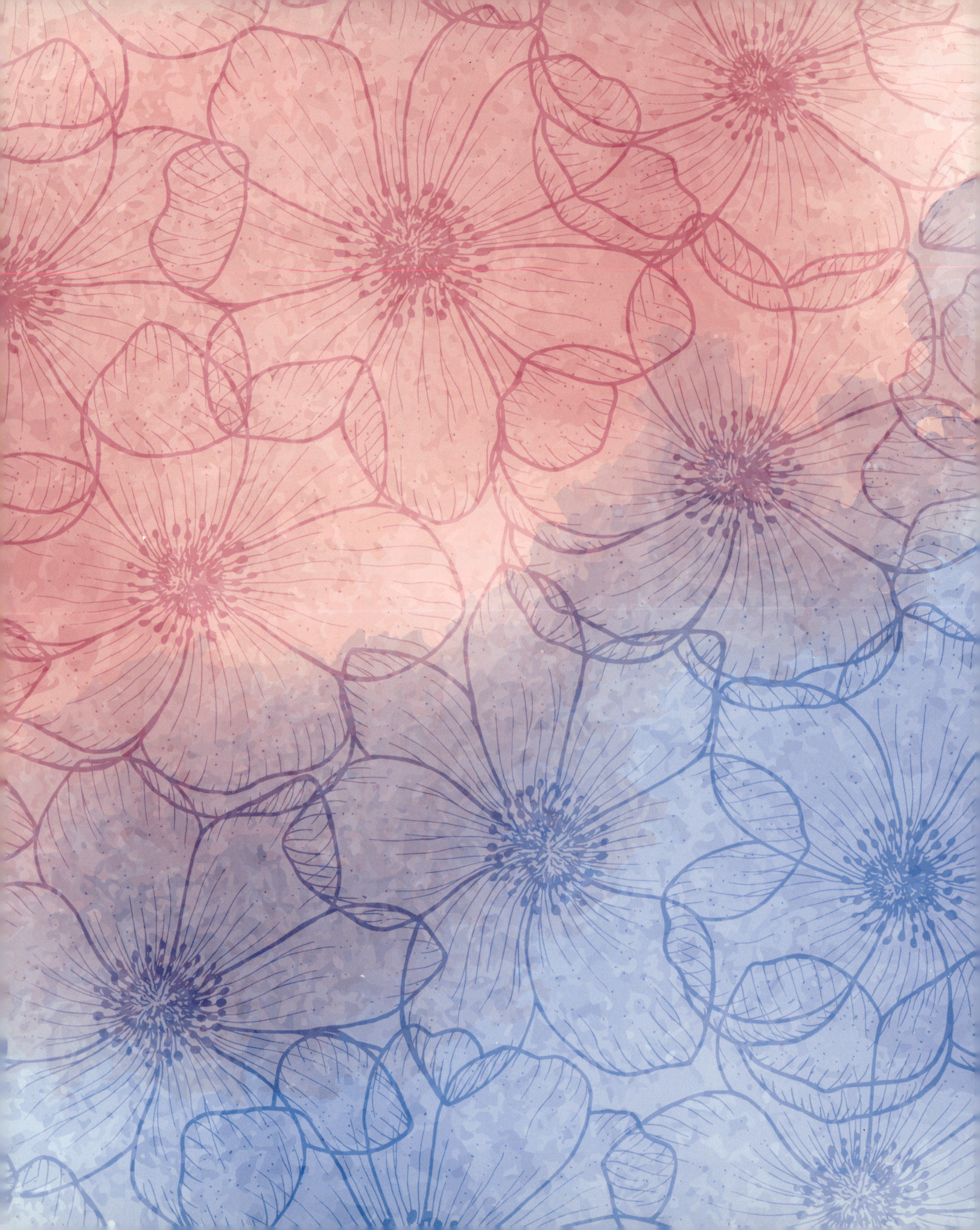

치매 예방을 위한
시니어의 꽃 같은 인생 컬러링북

그리움을 칠하다

목차

5 이 책을 펴내면서
6 이 책에 관하여

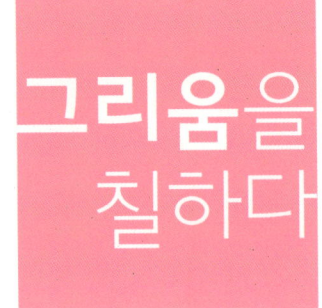
그리움을 칠하다

8   대문에 걸린 금줄
10 포대기에 업힌 아기
12 오줌싸개
14 아이스케이크 먹던 날
16 신나는 팽이치기
18 두근두근 입학식
20 졸업식 날 먹는 자장면
22 교복의 추억
24 추억의 도시락
26 으랏차차, 말뚝박기
28 사랑방 손님과 어머니
30 청춘의 꽃다발
32 살짝궁 데이트
34 폐백
36 첫아이

38 사이다와 삶은 달걀
40 찰칵, 가족사진
42 이사 가는 날
44 오라이~
46 연탄 갈기
48 군대 가는 날
50 티끌 모아 태산
52 드디어 내 집 마련
54 함 사시오!
56 그리운 부모님
58 화투놀이
60 함께 걸어온 길
62 활짝 꽃피운 내 인생
64 저 높은 곳을 향하여

부록

68 성인용 우울 척도 검사(사전용)
70 성인용 우울 척도 검사(사후용)
72 에릭슨(Erik Erikson)의 사회심리발달 8단계
73 미술치료
74 색채심리 치료
76 회상치료

이 책을 펴내면서

이 책은 에릭슨(Erikson)의 심리 사회적 발달 단계에 맞춰 시니어들이 각자의 삶을 회고하고, 그분들로 하여금 삶의 여정 가운데에서 만났을 다양한 경험들을 떠오르게 하여 그 경험들 속에 묻혀 있던 보물 같은 의미들을 다시 한번 발견하고 해석할 수 있도록 구성되었습니다.

Erikson은 노년기 발달 핵심이 자아 통합 대 절망(integrity versus dispair)이라는 위기 해결 능력이라고 이야기하고 있습니다. 자아 통합을 이룬 사람은 사회적 질서감, 과거에 대한 긍정적 회상, 현재 그리고 미래의 죽음을 수용하고, 희망으로 생애에 대한 성취감을 갖는다는 특징이 있습니다.

죽음의 수용과 내세에 대한 희망, 그리고 자아 통합의 성취는 과거에 대한 긍정적 회상으로 가능하게 될 수 있으며, 죽음에 대한 긍정적 수용은 성공적인 노화의 심리로 볼 수 있을 것입니다.

회상치료를 기반으로 한 미술치료기법으로 구성된 이 책을 활용하는 독자들이 자기 삶의 애환을 솔직히 드러내는 자기 개방과 감정 표출을 통해 진정한 자유로움을 만끽하기를 원합니다. 또한 신체적 기능과 사회적 지위, 경제적 능력 등 다양한 면에서 상실과 어려움을 경험하고 있을 수 있는 현재의 자신이, 잠시 잊혔던 과거의 다양한 성공 경험들을 떠올리며 자아존중감의 변화가 생기고 결국엔 진정한 자아 통합에 한 걸음 나아갈 수 있기를 간절히 기대합니다.

결코 짧지 않은 인생을 살아오는 동안 우리에게는 다시 기억하기에 고통스러운 시간들도 많지만, 넘기 힘든 '산'처럼 거대해 보였던 삶의 지난했던 어려움을 묵묵히 이기고 '살아남은 경험'들이 오히려 상처보다는 '훈장'과 같은 의미로 기억되길 바랍니다. 또한 잊고 지냈던 유년 시절의 놀이, 친구, 음식의 맛, 고향, 부모님 그리고 빛나던 청춘의 기억, 사랑하는 사람과의 만남과 첫아이를 얻었을 때의 기쁨, 사랑하는 사람을 잃었지만 미처 치르지 못한 애도(哀悼), 때로는 생각하기조차 두렵지만 꼭 넘어야 할 죽음이라는 과제 등 다양한 추억들, 동시에 삶의 단계에서 미처 풀지 못한 미해결 과제에 대한 숙제들도 이 책에 함께 실려 있습니다.

때로는 그리움으로, 때로는 슬픔과 기쁨으로 떠올릴 지난 이야기들을 이제는 한 발자국 떨어져서 바라보며 더는 감정에 압도당하지 않고 그 이야기들이 오히려 남은 자신의 삶에 필요한 자양분으로 소중히 활용될 수 있기를 바랍니다.

이 책의 빈 그림들을 그리움으로 한 면씩 채워나가고, 각 장마다 던져지는 정서적인 질문에 조심스레 답을 적어 나갈 때, 비록 우리의 겉모습은 나날이 쇠해 갈지라도 빛나는 기억들은 남은 삶을 더욱 풍성하게 채워 갈 수 있을 것이라 믿습니다.

누군가의 이야기처럼 우리는 늙어가는 것이 아니라 익어가는 것이며 그러기에 어제보다 오늘이 더 잘 '익어'갈, 수많은 어르신들에게 이 책이 조금이나마 의미 있는 한 권의 책이 되기를 소망합니다.

그분들의 살아온 날들과 현재의 삶, 그리고 남아있는 소중한 시간들에 응원과 지지의 마음을 담아 이 작은 책을 드립니다.

한국시니어정신건강연구소

이 책에 관하여

"빛바랜 흑백사진처럼 자꾸만 희미해져 가는 그 시간,
한 장의 그림, 하나의 기억이 채색되어가며
내 인생도 함께 채색되어진다."

컬러링북의 특징

1. 에릭슨의 사회심리발달단계에 맞춰 주제를 선정, 자아 통합에 이르도록 돕습니다.
   자신의 인생을 후회 없이 수용하고 현재 생활에 만족함으로 과거, 현재 그리고 미래 간의 조화된 견해를 가짐은 물론 더 나아가 죽음에 이르기까지 두려움 없이 받아들이도록 하는 "자아 통합"이 이루어지도록 주제를 선정하였습니다.

2. 마음의 글과 질문들로 인생의 중요한 과제들을 점검하도록 돕습니다.
   각 주제별 '마음을 여는 글'과 아픔, 즐거움을 모두 수용하도록 돕는 '정서적인 질문'을 통해 지나간 자신의 삶을 진지하게 돌아보고 점검해봅니다. 이런 과정을 통해 '이만하면 잘 살아왔음'을 깨닫게 되어 자신의 삶에 대한 충족감과 만족감을 갖도록 돕습니다.

3. 사전·사후 검사를 통해 우울 정도를 확인할 수 있도록 돕습니다.
   컬러링을 시작하기 전 그리고 컬러링을 마친 후 자신의 우울 정도를 측정해봄으로써 보다 전문적이고 세심한 정서 케어가 가능하도록 돕습니다.

4. 수준 높은 그림으로 자연스럽게 추억으로 초대되고 색칠하며 치유에 이르도록 돕습니다.
   마음을 풍성하게 해주는 수준 높은 그림들이 보고만 있어도 숨겨진 내면 정서 속 추억으로 자연스럽게 이어지도록 돕습니다.

컬러링북 활용 가이드

1. 따듯한 차 한 잔과 잔잔한 음악, 그리고 색연필을 준비합니다.
2. 여유로운 시간을 선택하여 책상에 앉습니다.
3. 음악을 들으며 조용히 그림을 바라봅니다.
4. 제목과 마음을 여는 글을 소리 내어 읽습니다.
5. 주어진 질문들에 답을 쓰거나 떠올려 봅니다.
6. 잠시 눈을 감고 자신이 쓴 답을 묵상합니다.
7. 원하는 색상으로 그림을 채색해갑니다.

200%활용법

1. 〈부록〉 성인용 우울 척도 검사지(사전용)를 활용하여 자신의 우울 정도를 알아봅니다.
2. 위 가이드에 따라 천천히 채색해갑니다.
3. 모든 작업이 끝나면 〈부록〉 성인용 우울 척도 검사지(사후용)를 활용하여 이전과 비교하여, 나의 성장을 확인합니다.

* 부부, 친구 혹은 마음을 나누고 싶은 분들과 함께 그룹으로 활용하시면 더 풍성한 결과를 기대할 수 있습니다.
* 도서출판 넥스웍의 "인생독백"과 함께 활용하여 보세요. 더 깊이 있는 자서전을 완성하실 수 있습니다.

한국형 노인 우울 척도 Korean-Geriatric Depression Screening Scale: KGDS)

한국형 노인 우울검사(KGDS)는 정서적 불편감, 비판적 사고 및 불행감, 신체적 약화 및 기억쇠퇴, 사회적 관심과 활동저하를 살피는 30개의 질문으로 구성되어 있으며 '예', '아니오'로 응답하는 양적 척도로 우울 정도를 간단하게 측정할 수 있습니다.

부정적인 문항(1, 2, 3 ,4, 5, 14, 17, 18, 19, 23, 24, 25, 26, 27, 28, 29)에는 '예'에 1점, '아니오'에 0점을, 긍정적인 문항(6, 7, 8, 9, 10, 11, 12, 13, 15, 16, 20, 21, 22, 30)에는 '예'에 0점을, '아니오'에 1점을 주어 역점수로 환산합니다. 모두 점수를 합산하여 최저 0점에서 최고 30점까지 나올 수 있습니다.

점수와 범위
14 : 최적절 점수
14 - 18 : 우울의심 및 가벼운 우울증
19 - 21 : 중간 정도의 우울증
22 이상 : 심한 우울증

68-71쪽 검사지에 부정적 문항은 회색, 긍정적 문항은 분홍색으로 표시되어 있습니다.

우울검사를 통해 현재 우울감이 중등도 이상으로 나왔고 이러한 상태가 2주 이상 지속되었다면, 상담이나 약물치료를 시작하는 것이 좋습니다. 몸이 아플 때, 누구도 의지나 노력으로 극복하라고 하지 않는 것처럼, 제발 우울감으로 힘든 분들에게 의지와 노력으로 극복하라고 하지 말아 주셨으면 좋겠습니다. 전문가의 도움과 조언을 청하세요.

대문에 걸린 **금줄**

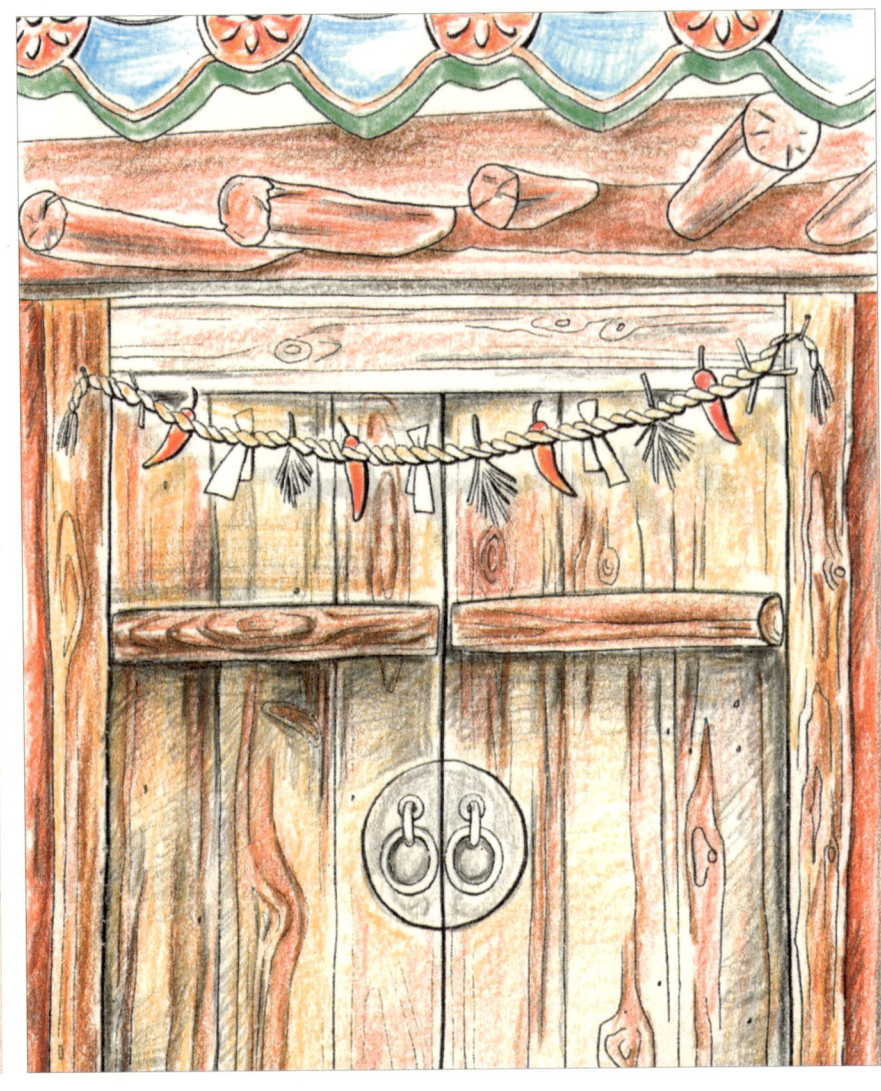
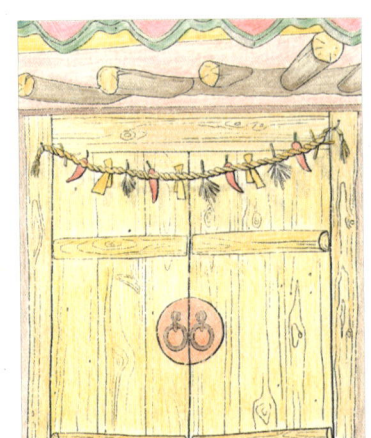

온 집안이 시끌벅적했습니다.
남동생이 태어난 그 날
할머니는 새끼에 고추를 엮어 대문에 거시며 활짝 웃으셨습니다.
할머니를 유독 좋아하는 나였지마는
그 모습에 매운 고추를 먹은 것처럼 가슴 끝이 아렸습니다.

대문에 걸린 금줄을 보며 어떤 생각이 들었나요?

내가 태어날 때 나는 우리 집에서 어떤 아들, 혹은 어떤 딸이었나요?

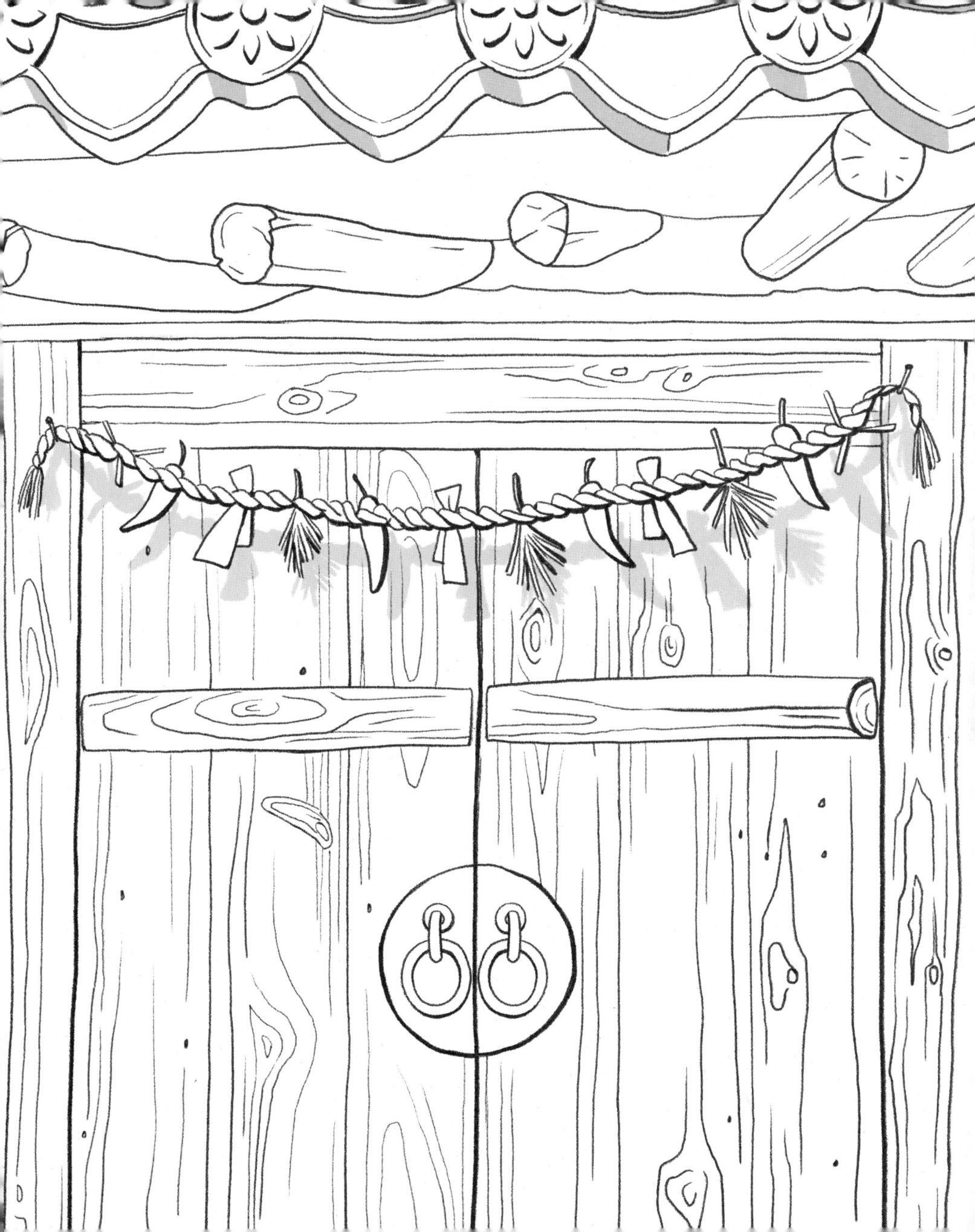

포대기에 업힌 아기

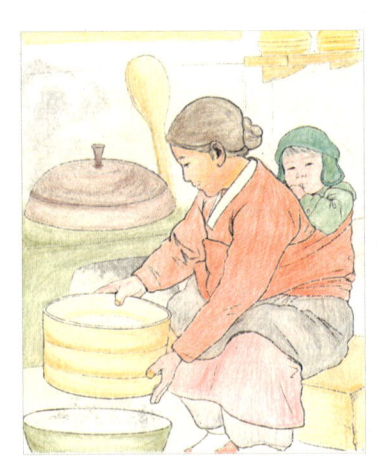
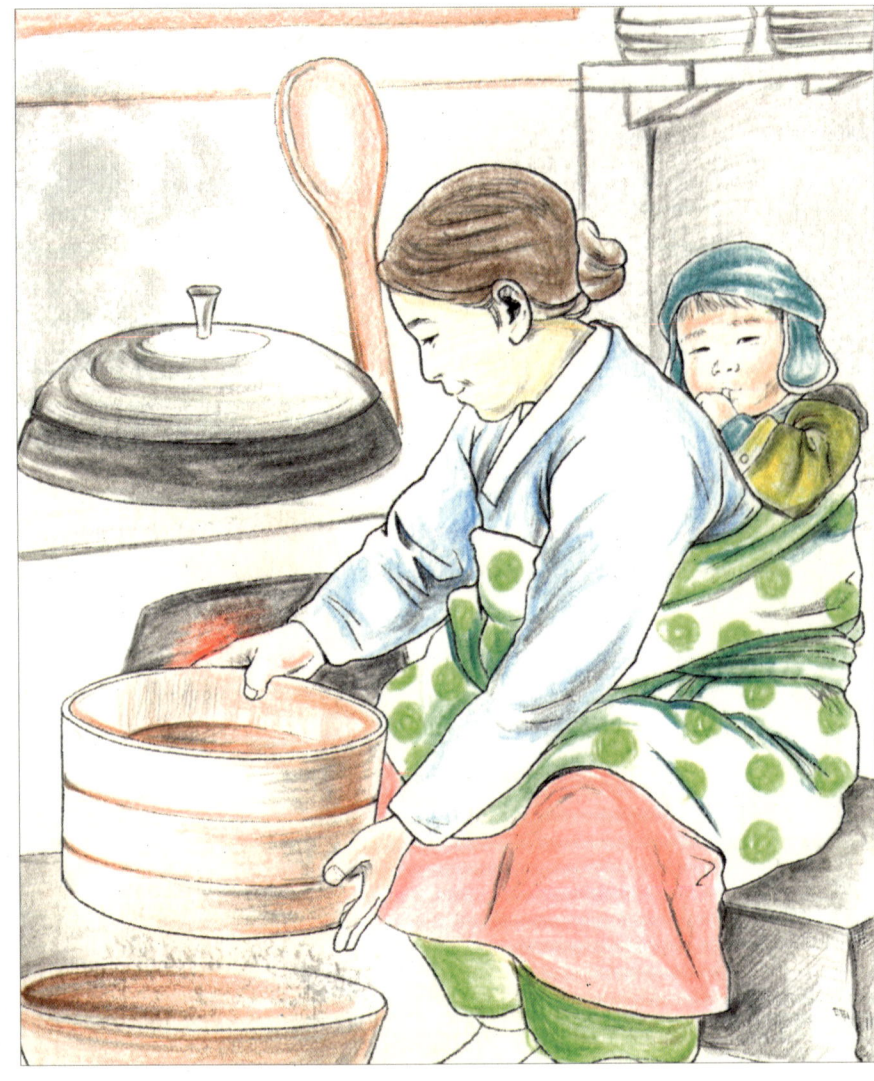

밥을 하실 때도
빨래를 하실 때도
어머니는 나를 내려놓지 않으셨습니다.
업혀서 먹고, 울고, 까르르 웃기도, 그러다 잠들고…
어머니의 좁은 등이 나에겐 넓은 세상이었습니다.
세상 전부였습니다.

나는 주로 누구의 등에 업혀있었나요?

그분의 등에 업혀있는 나는 어떤 마음이었나요?

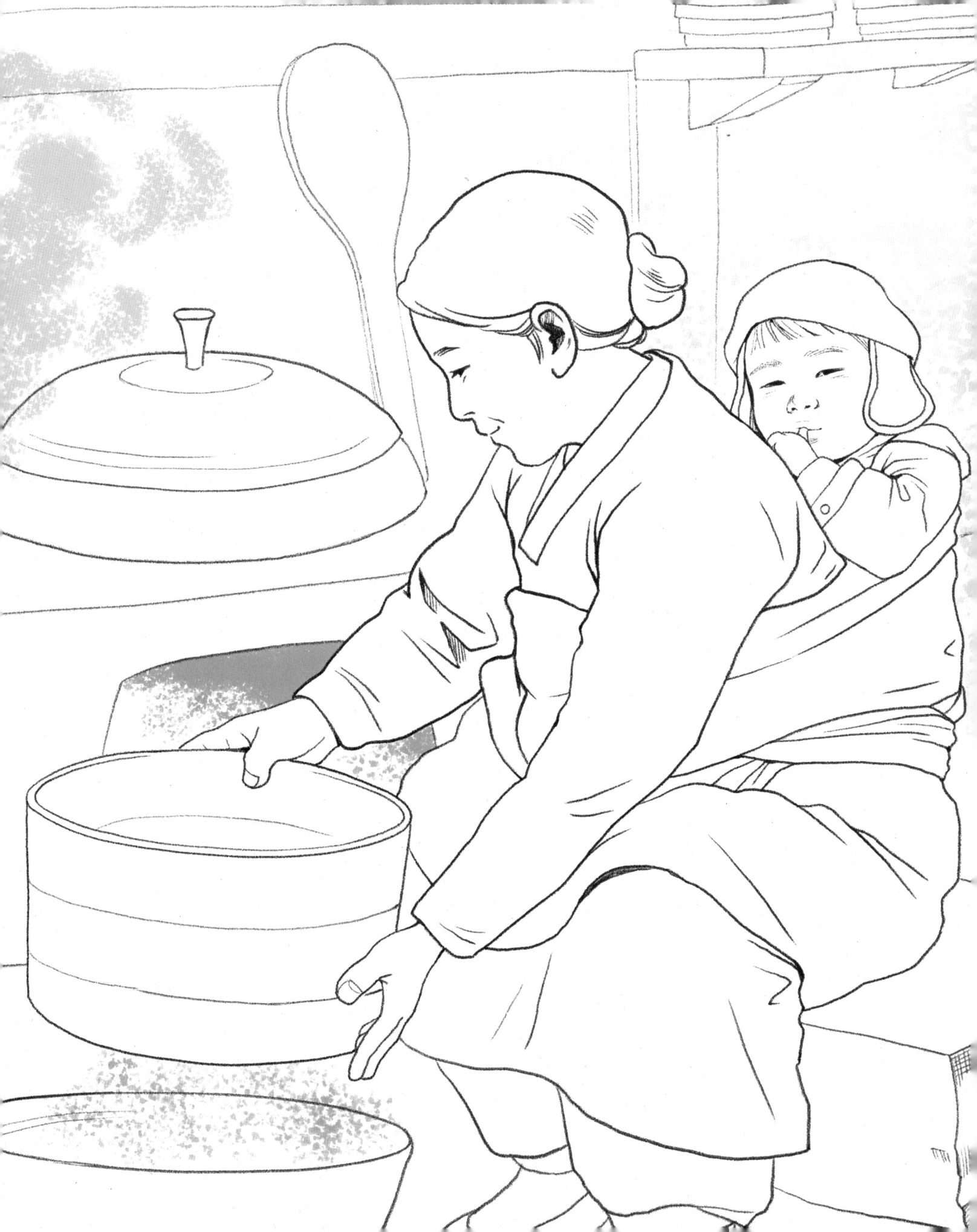

오줌싸개

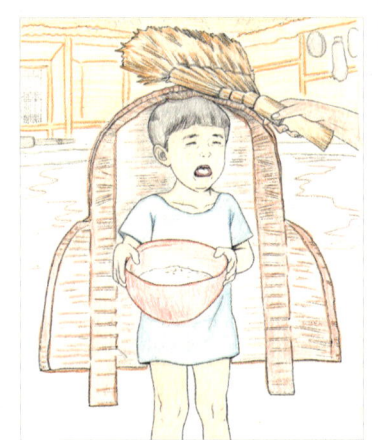
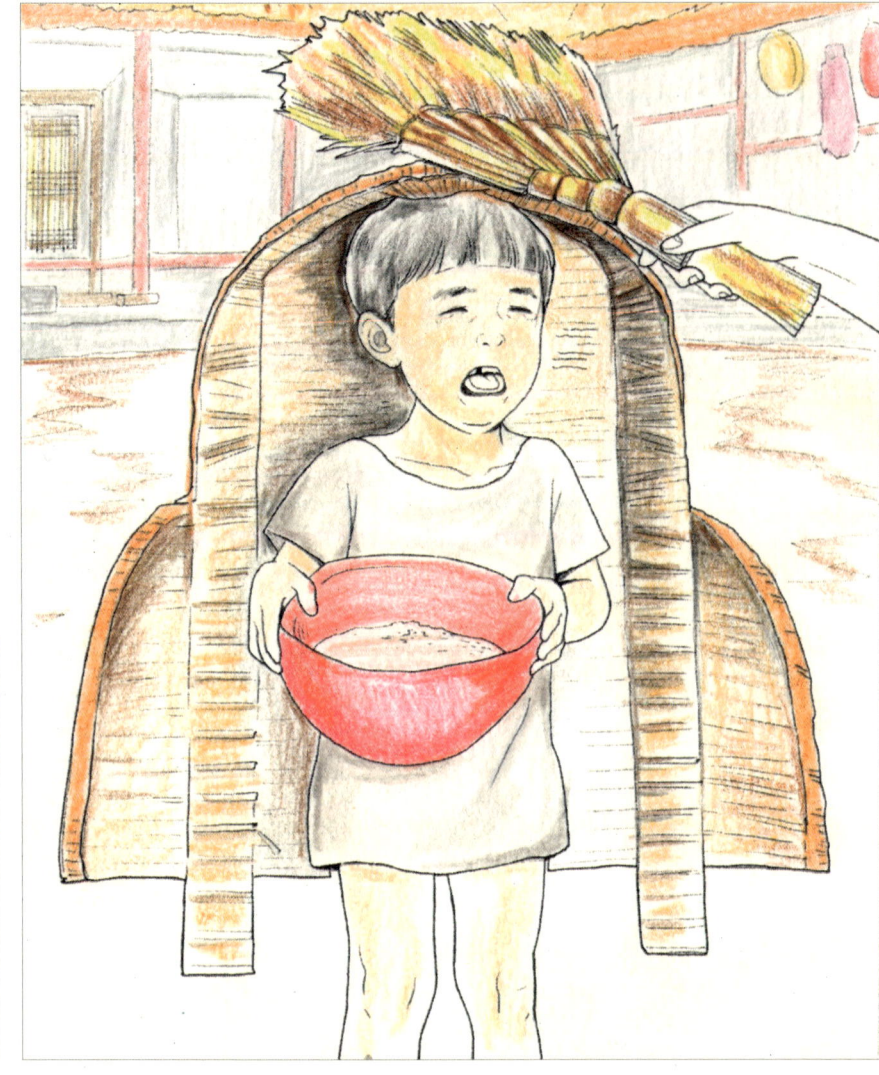

실컷 자고 일어난 아침 이불속이 축축합니다.
아뿔싸, 이걸 어쩌지? 커다란 지도를 그리고 말았습니다.
오줌싸개 키를 쓰고 동네를 돕니다.
이웃 어른들이 "어서 소금 가져가거라!" 하시며
웃으면서 빗자루로 살며시 혼을 내십니다.
너무도 창피해 오늘 밤은 절대로 자지 않을 거라 다짐해봅니다.

이불에 지도를 그린 기억이 있나요? 그때 내 마음은 어떠했나요?

어린 시절 부끄러웠던 기억은 어떤 것이 있나요?

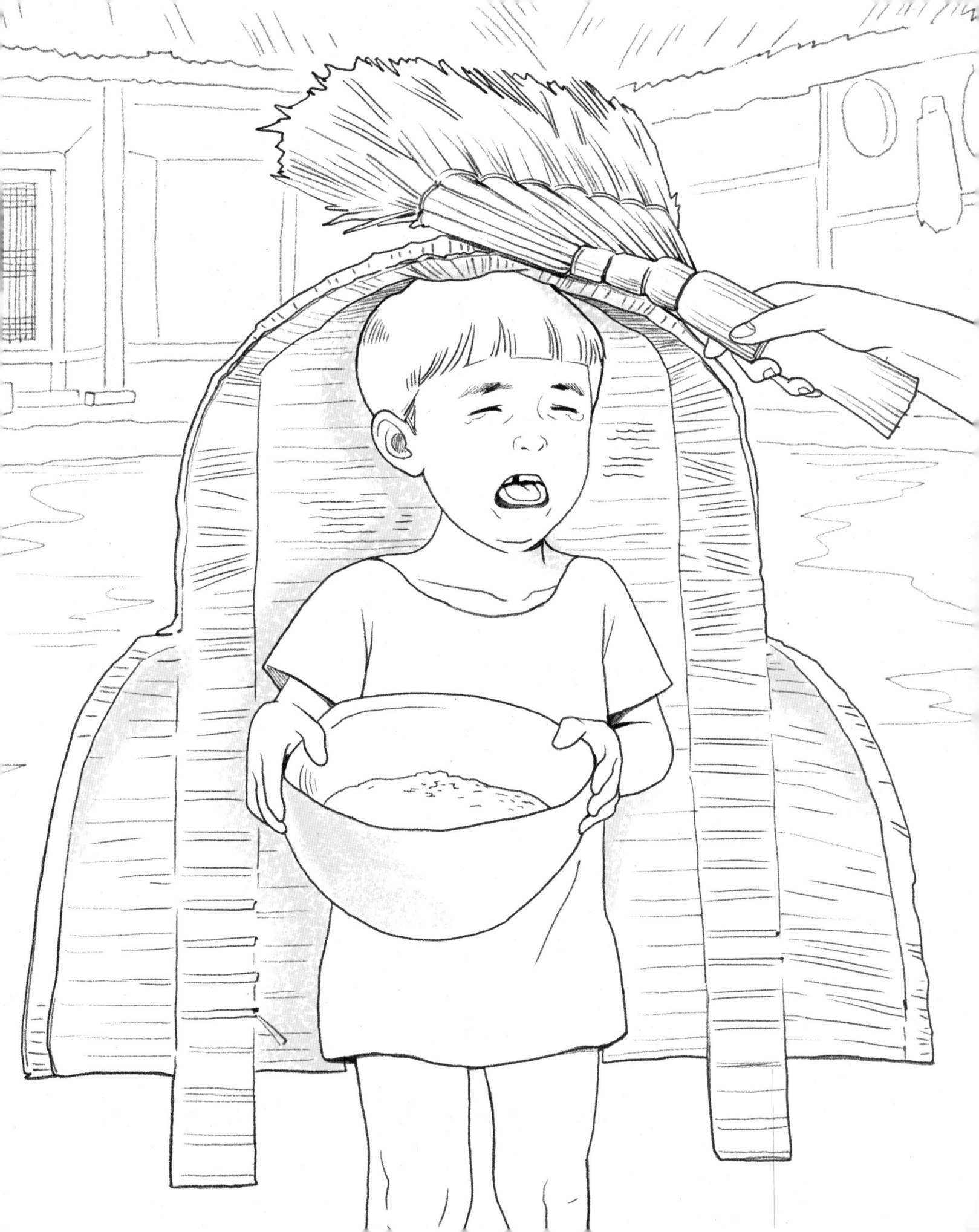

아이스케이크 먹던 날

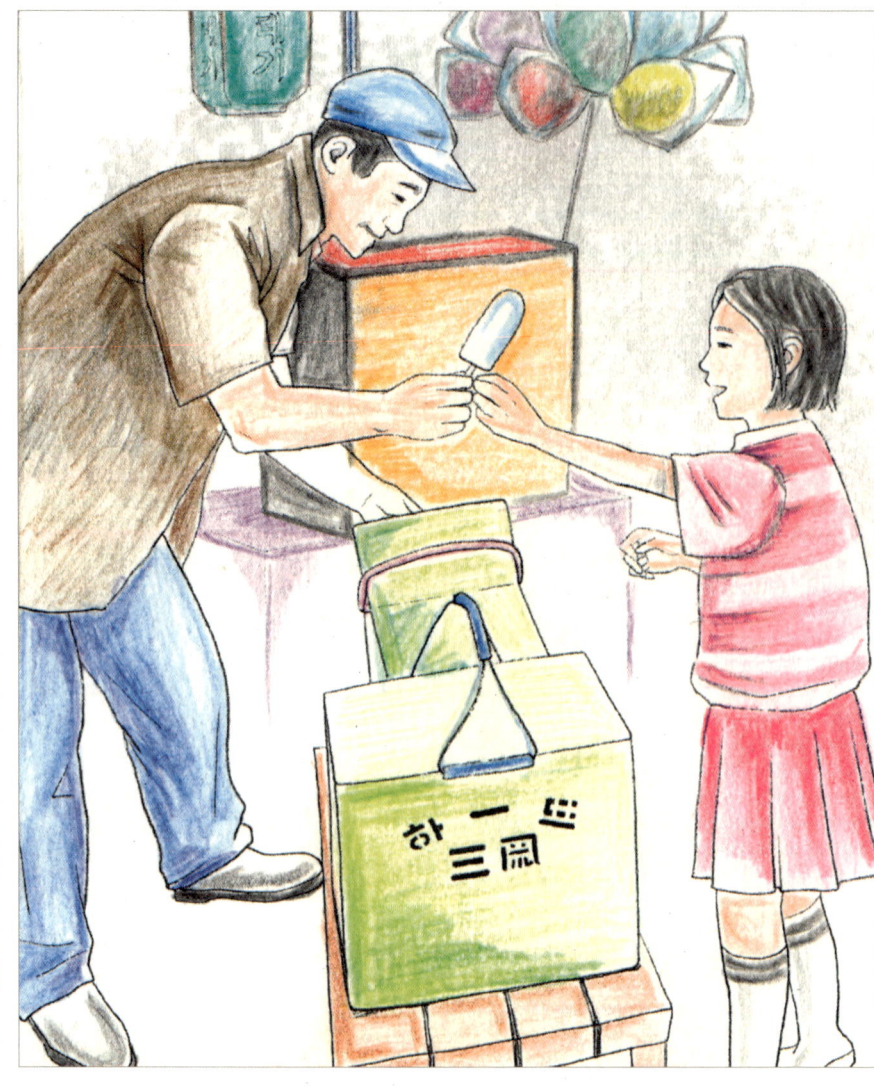

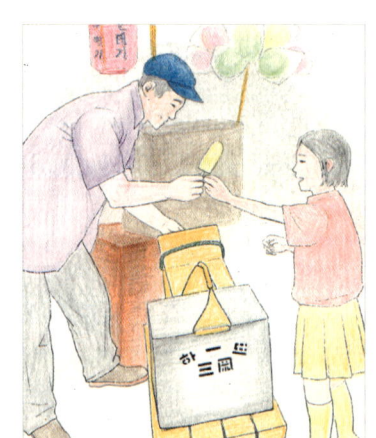

'아이스~ 케 ~키~'
'아이스~ 케~ 키~'
골목을 울리던 그 소리가 아직도 마음을 설레게 합니다.
그리도 달콤하고, 그리도 부드럽게 녹는 맛이라니...
아이스케이크를 담은 사각 통엔 기분 좋은 설렘이 가득했습니다.

아이스케이크를 먹었던 날의 기억은 어떠했나요?

내가 제일 좋아하던 그 시절 간식은 어떤 것이 있나요?   간식 명: 가격: 맛:

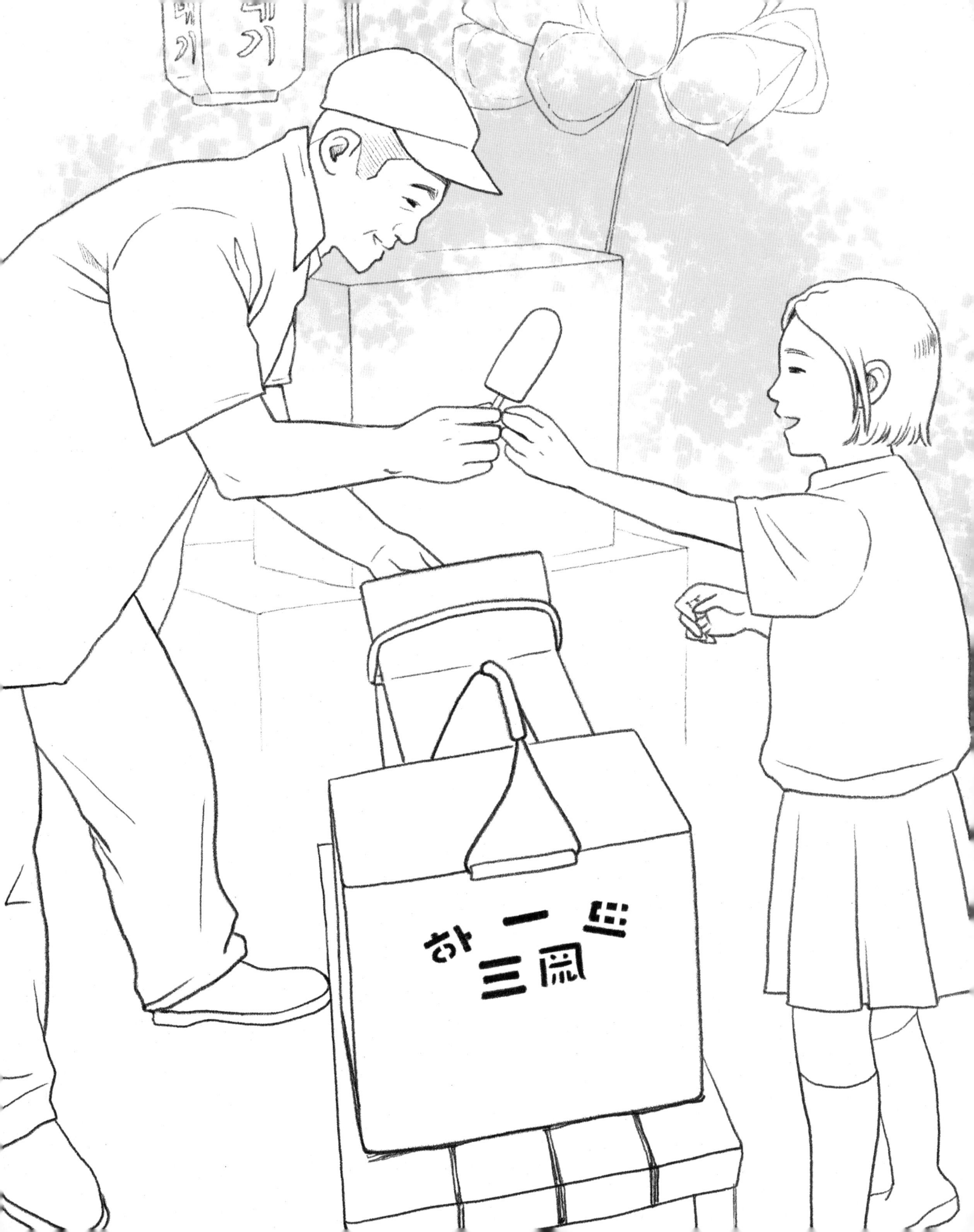

신나는 팽이치기

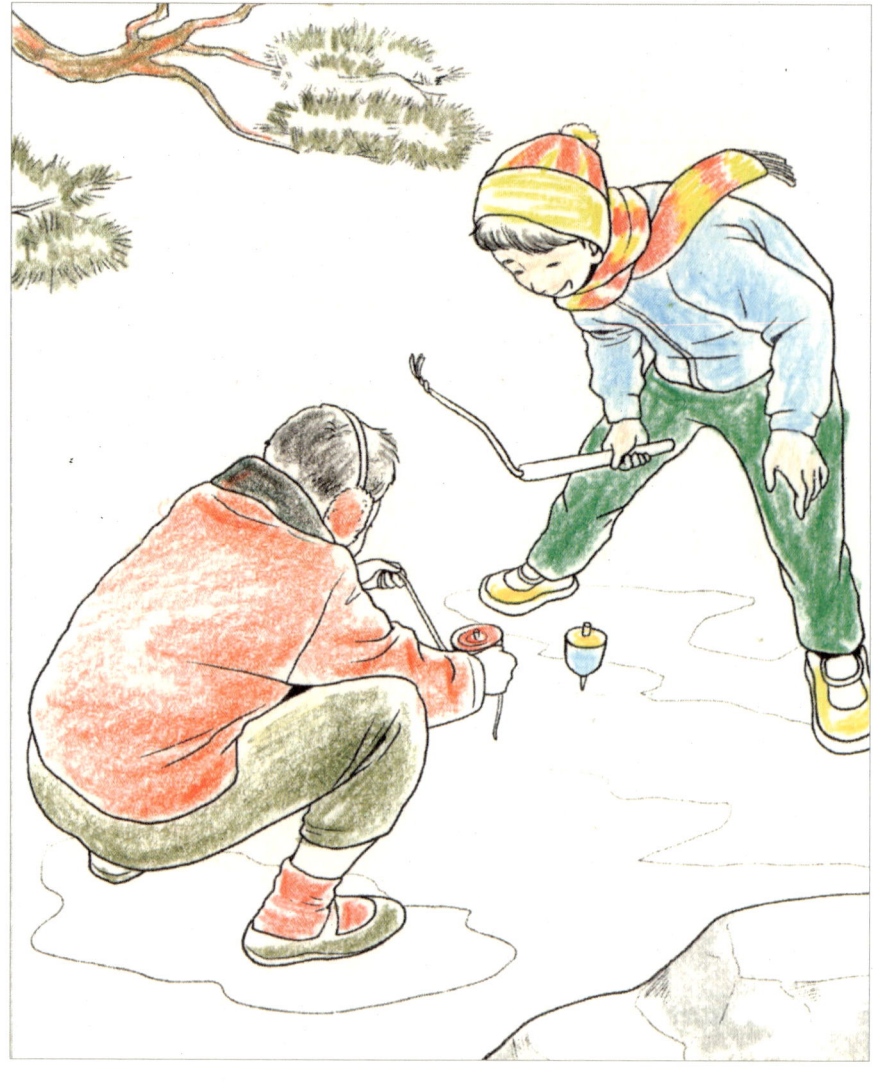

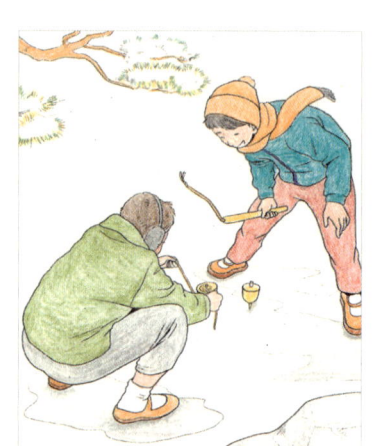

그 시절은 왜 그리 추웠을까요...
처마 밑도 고드름이 주렁주렁...
산도 강도 꽁꽁 얼어붙었는데
친구들과 돌리는 팽이만은 쉼 없이 돌아갑니다.
누구에게 배웠는지 기억도 없지만 모두가 국가대표입니다.
들판의 놀이도 우리에겐 스승이었습니다.

팽이치기를 함께 하던 동네 친구들은 누구였나요?

친구들과 함께했던 재미있는 놀이 세 가지를 적어보세요.

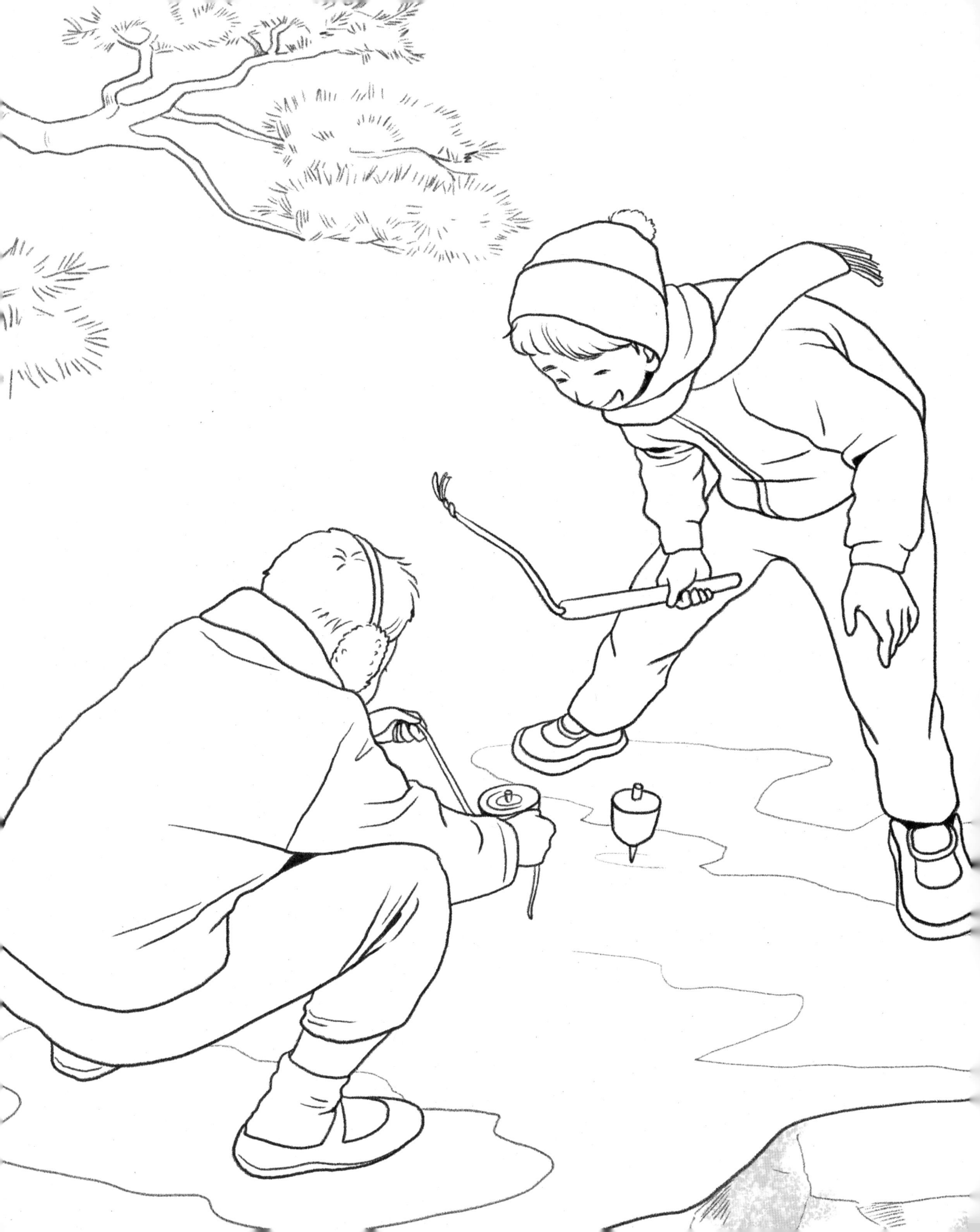

두근두근 입학식

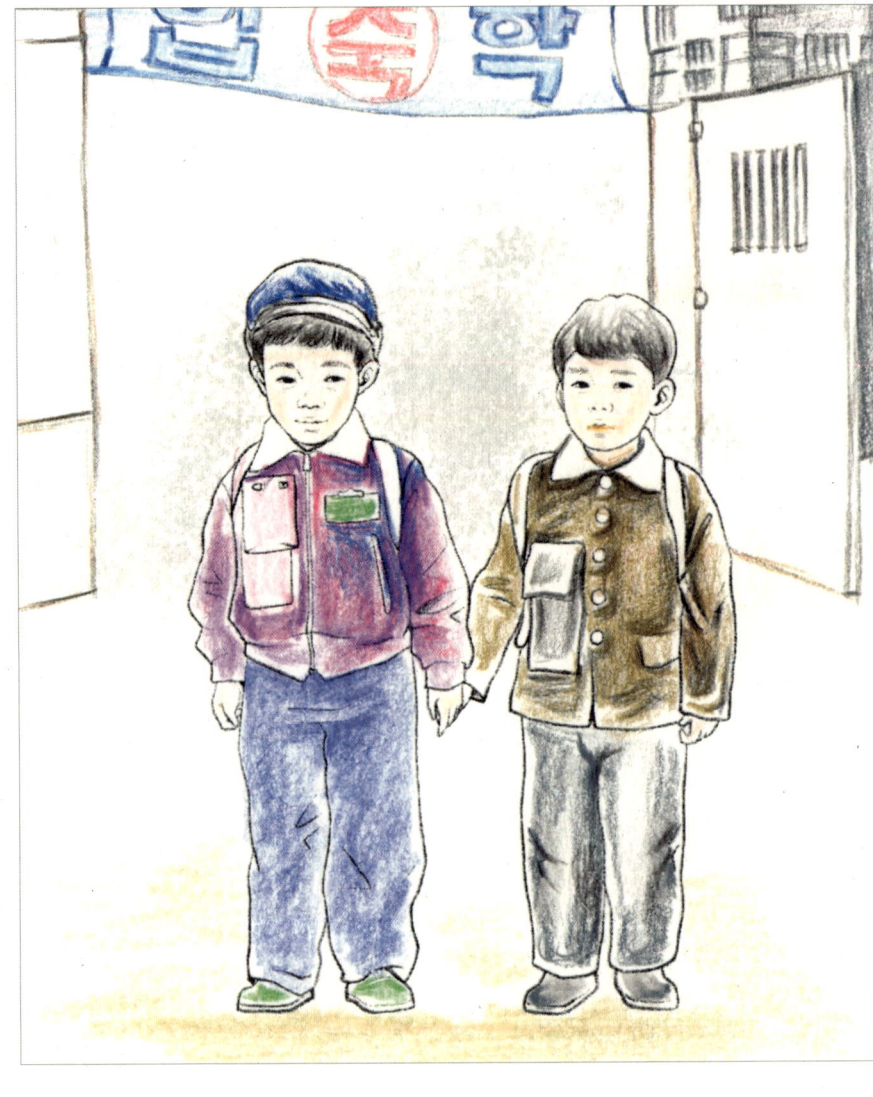

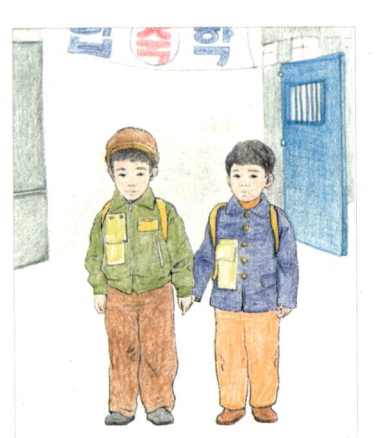

손꼽아 기다렸습니다.
코 닦는 하얀 손수건을 한쪽 가슴에 달고
엄마 손 붙잡고 학교 교문을 들어섭니다.
멀리서 들려오던 '땡~땡~땡~' 종소리가 점점 가깝게 들리고,
두근두근 가슴엔 기대 어린 꿈이 가득 퍼져갑니다.

입학식에 함께 했던 사람은 누구인가요?

입학식에서 어떤 장면이 떠오르시나요?

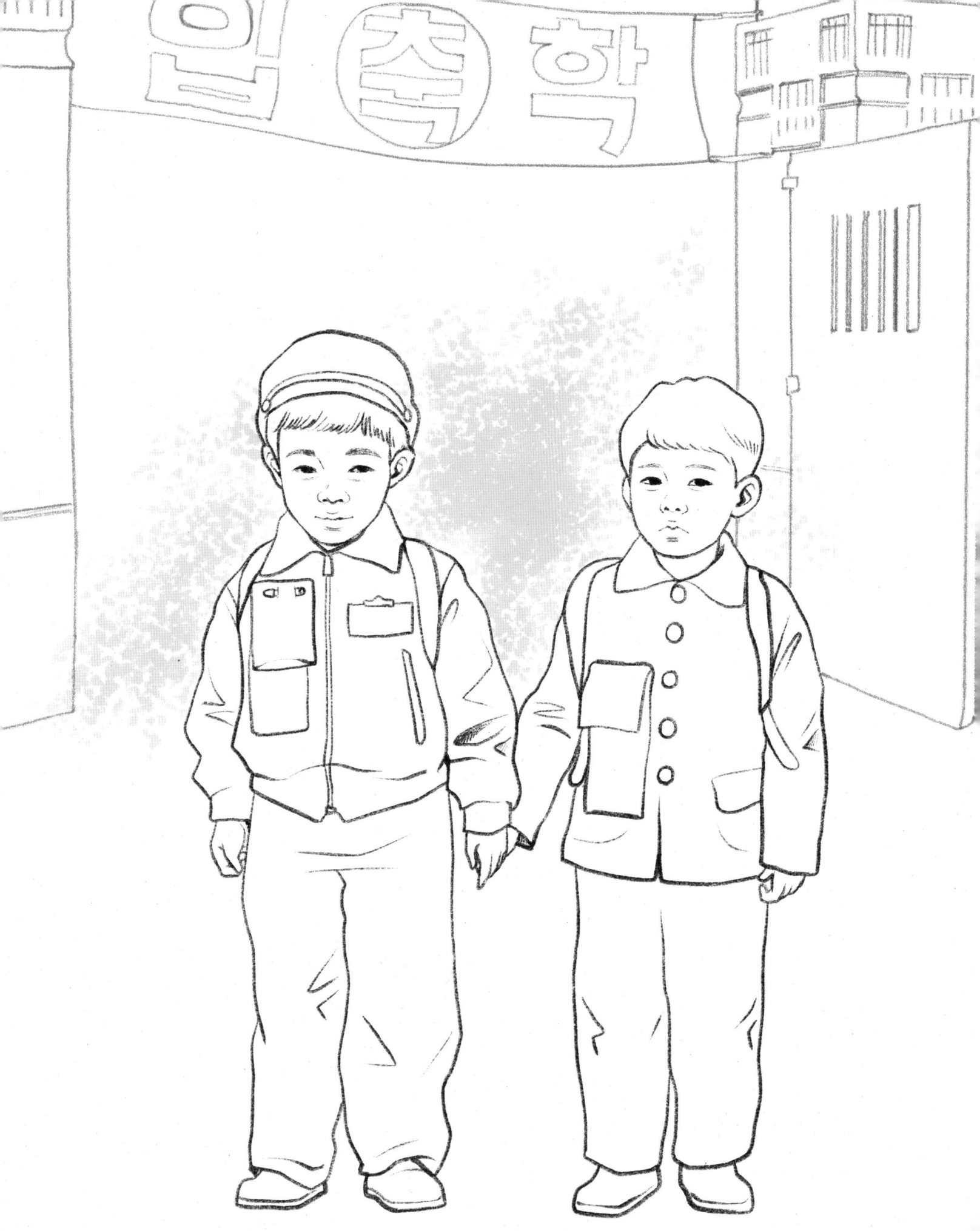

졸업식에 먹는 자장면

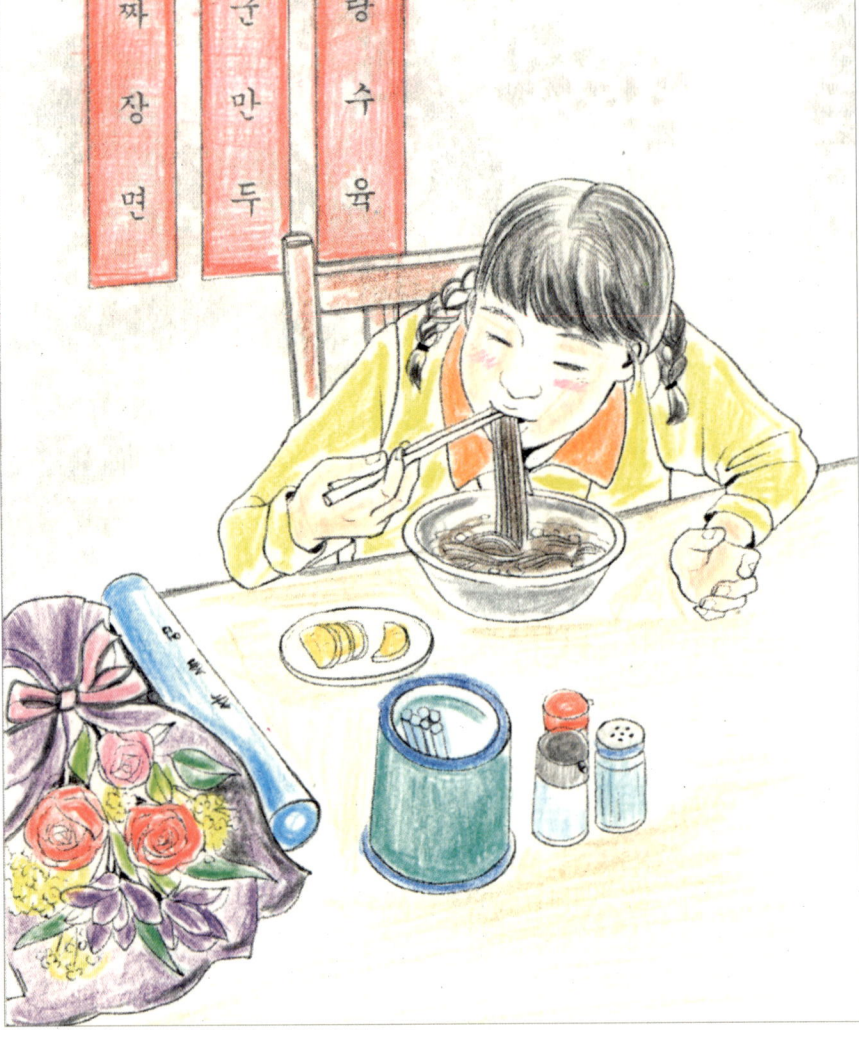

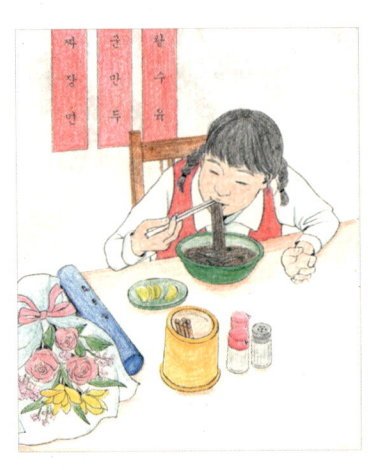

외식은 꿈도 꾸기 어려운 그 시절
졸업하는 날은 자장면 먹는 날로 기억됩니다.
오래오래 먹고 싶은데 후루룩 자장면은 너무 빨리 사라집니다.
입에 묻은 자장을 손등으로 훔치고 나면
다음 해 작은오빠 졸업식이 기다려집니다.

졸업식에 재미있던 기억은 무엇인가요?

졸업식을 마치고 누구와 무엇을 먹었나요?

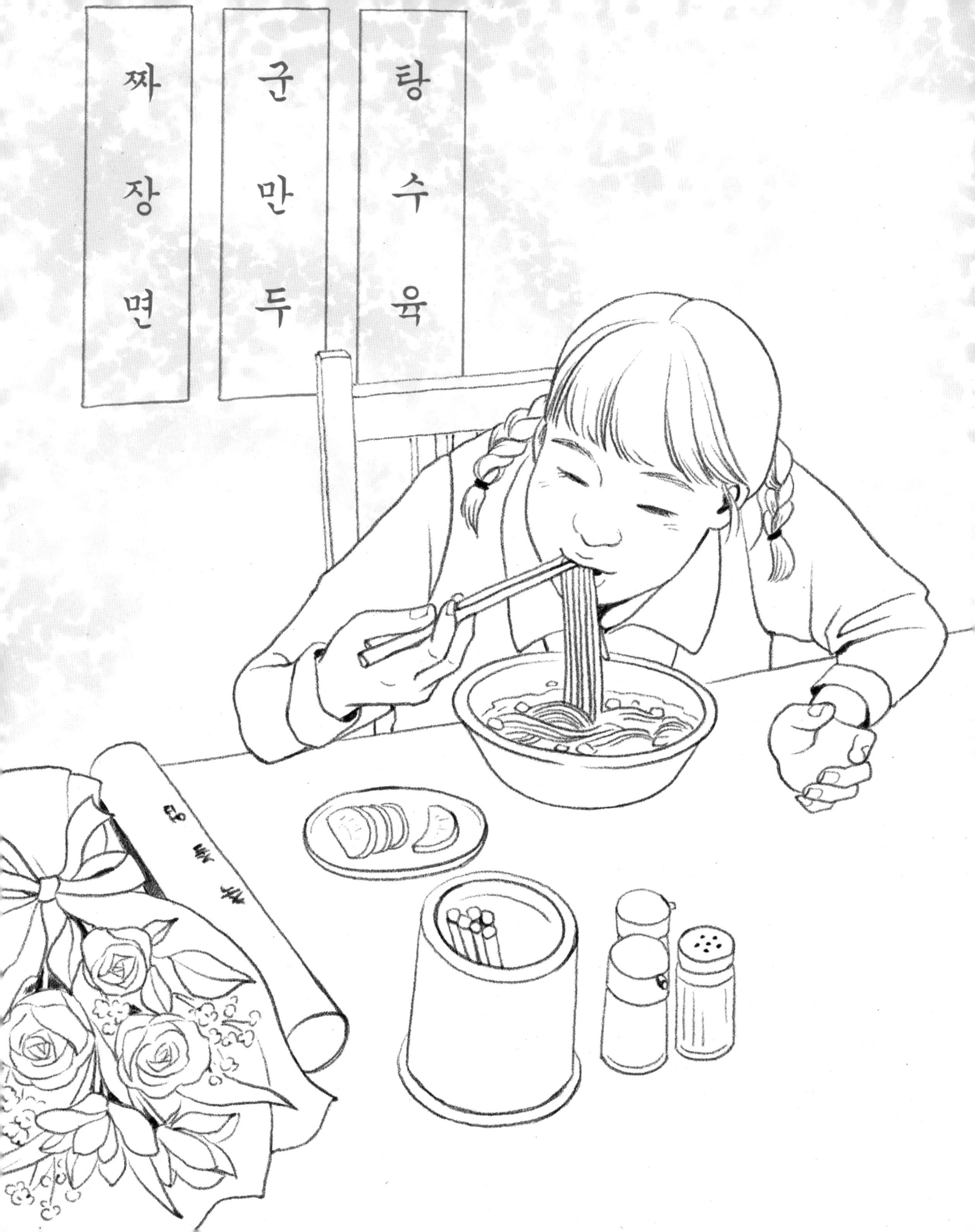

교복의 추억

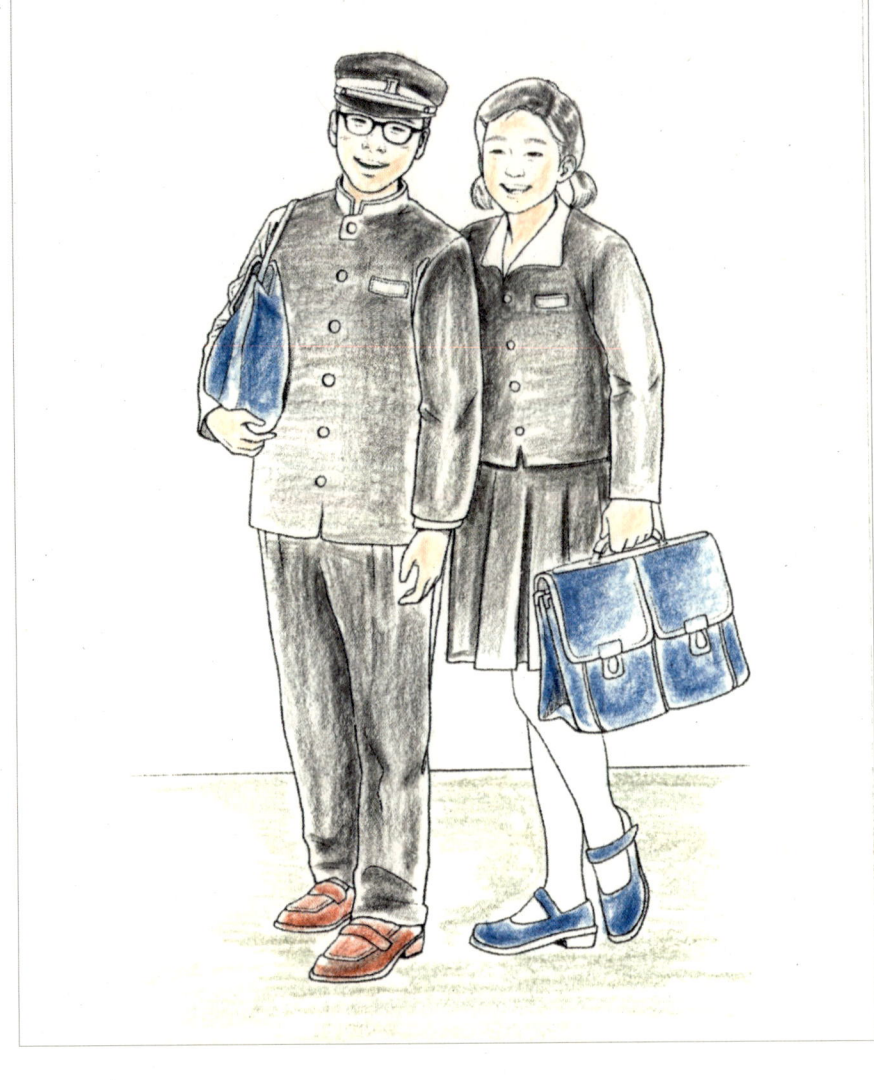
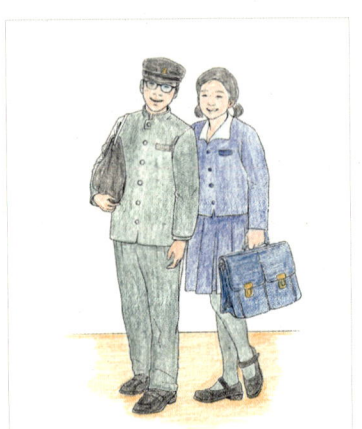

누구는 교복을 입은 친구가 부럽기만 합니다.
누구는 물려받은 빛바랜 교복이 부끄럽기도, 다행이기도 합니다.
누구는 교복을 준비했지만 추운 겨울을 위한 코트는 없습니다.
누구는 교복도 코트도 준비되었지만 몸이 아픕니다.
교복은 우리에게 눈물과 웃음을,
설렘과 체념을 가르쳐주었습니다.

나는 어떤 교복을 입었나요?

교복과 관련된 나의 추억을 떠올려 보세요.

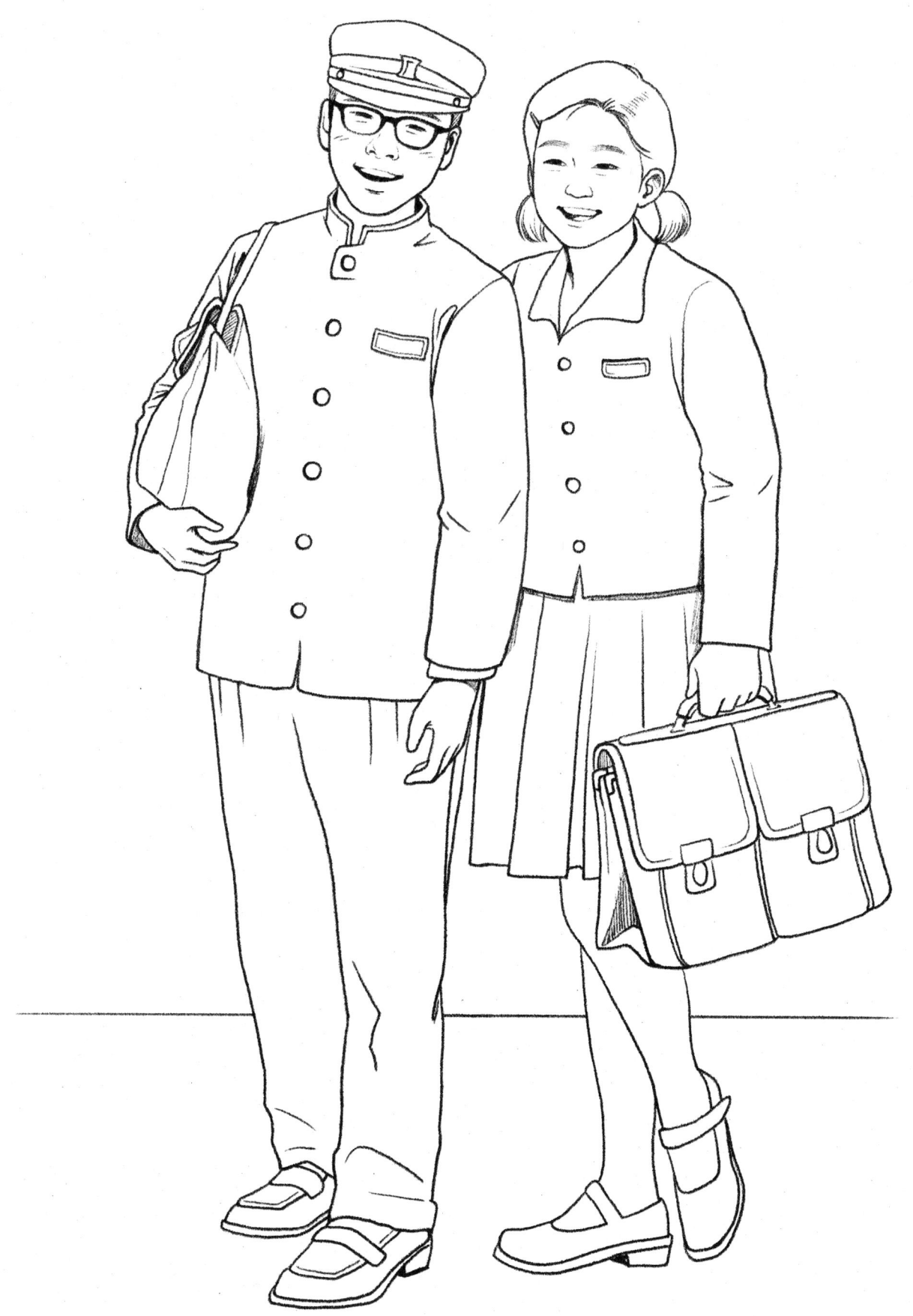

추억의 도시락

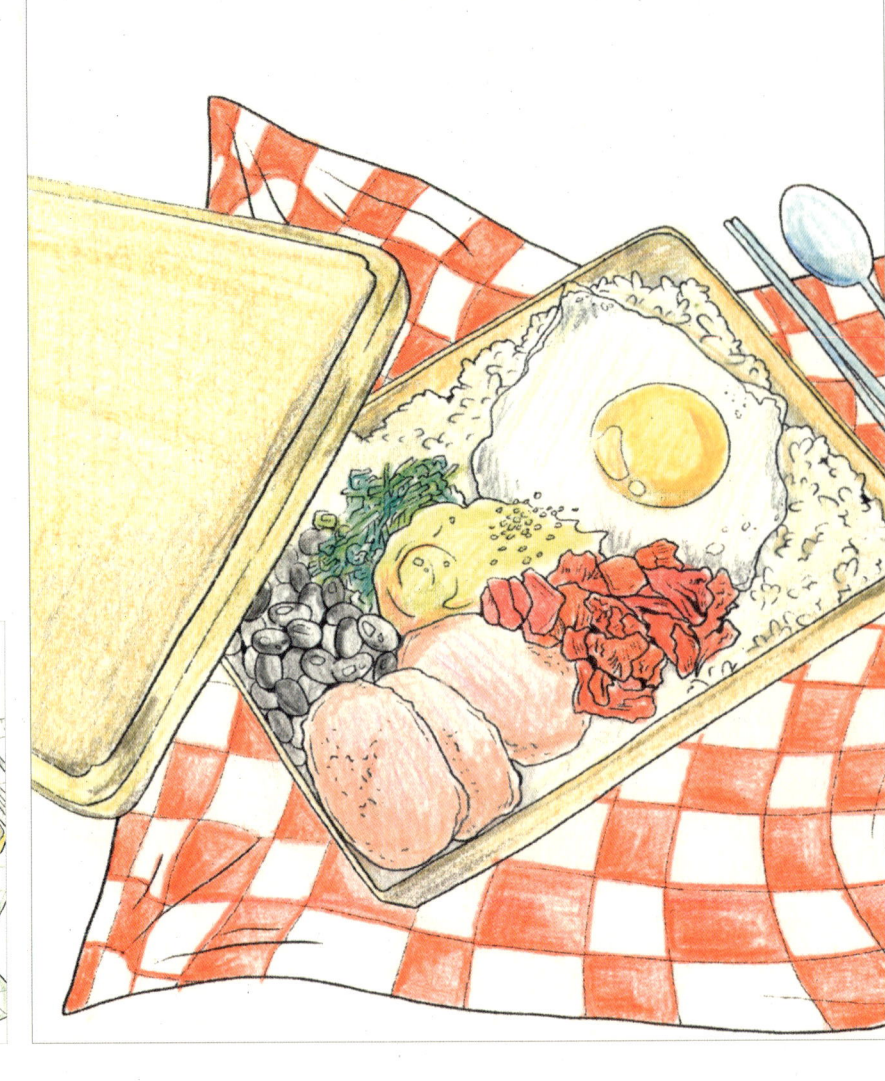
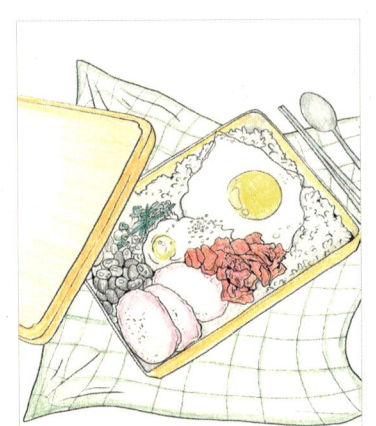

이른 새벽부터 어머니의 손은 분주합니다.
보자기에 싸인 도시락을 가방에 넣고 학교로 향합니다.
점심시간까지 기다리지 못해 그전에 빈 도시락이 되기도 합니다.
계란 반찬에 소시지까지 올려진 부자 도시락...
김치, 짠지만 올려진 가난한 도시락...
함께 어우러져 서로의 반찬이 되어, 그렇게 함께 자랐습니다.

내 도시락의 단골 반찬은 무엇이었나요?

도시락에 얽힌 나만의 이야기는 어떤 것이 있나요?

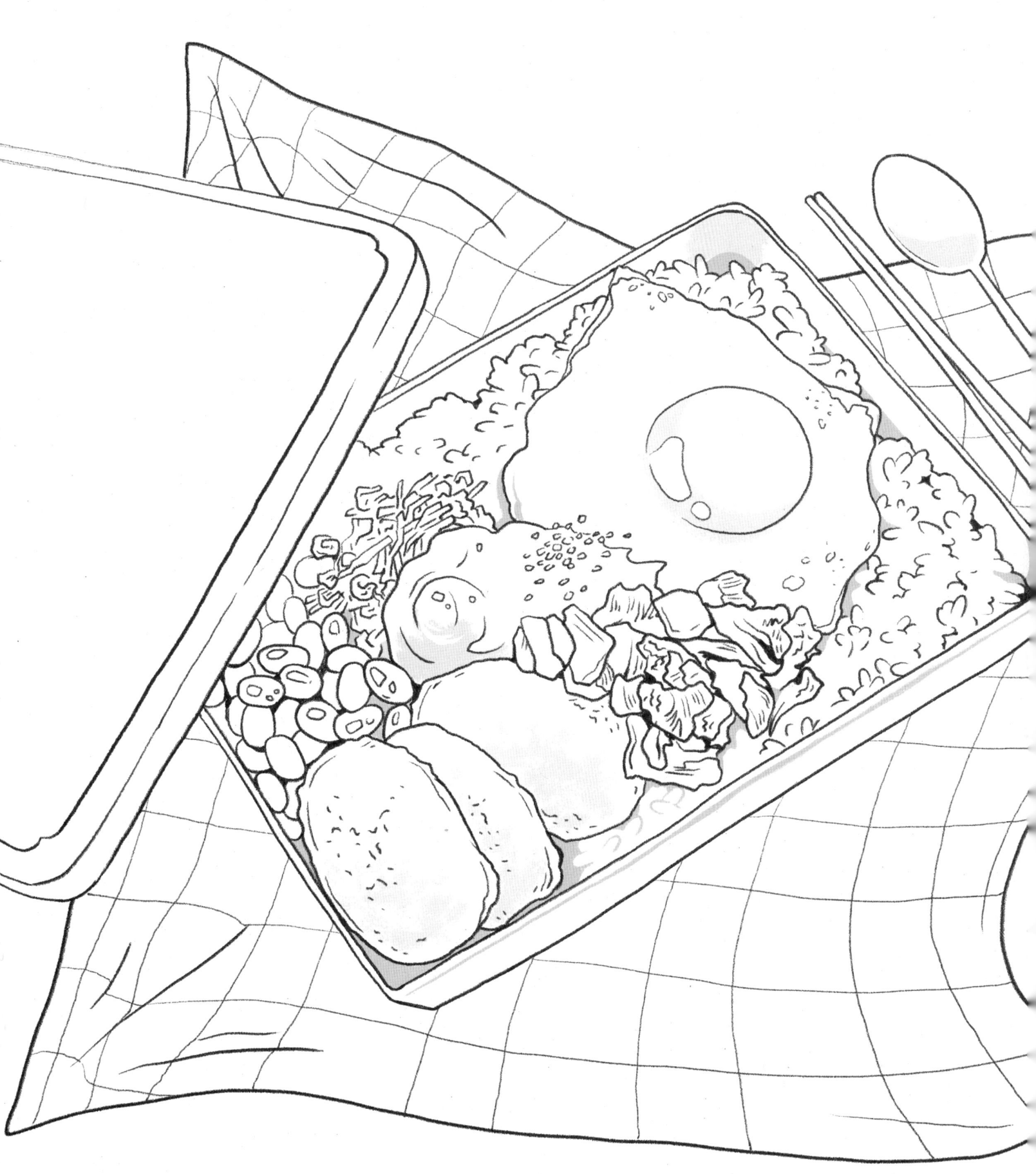

으랏차차, 말뚝박기

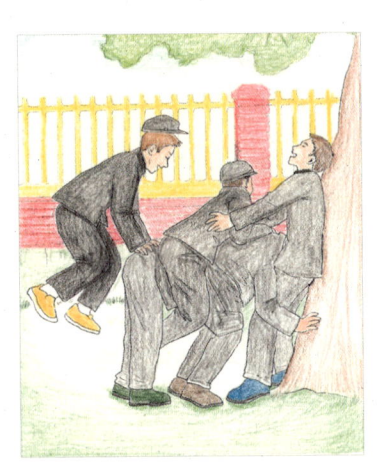
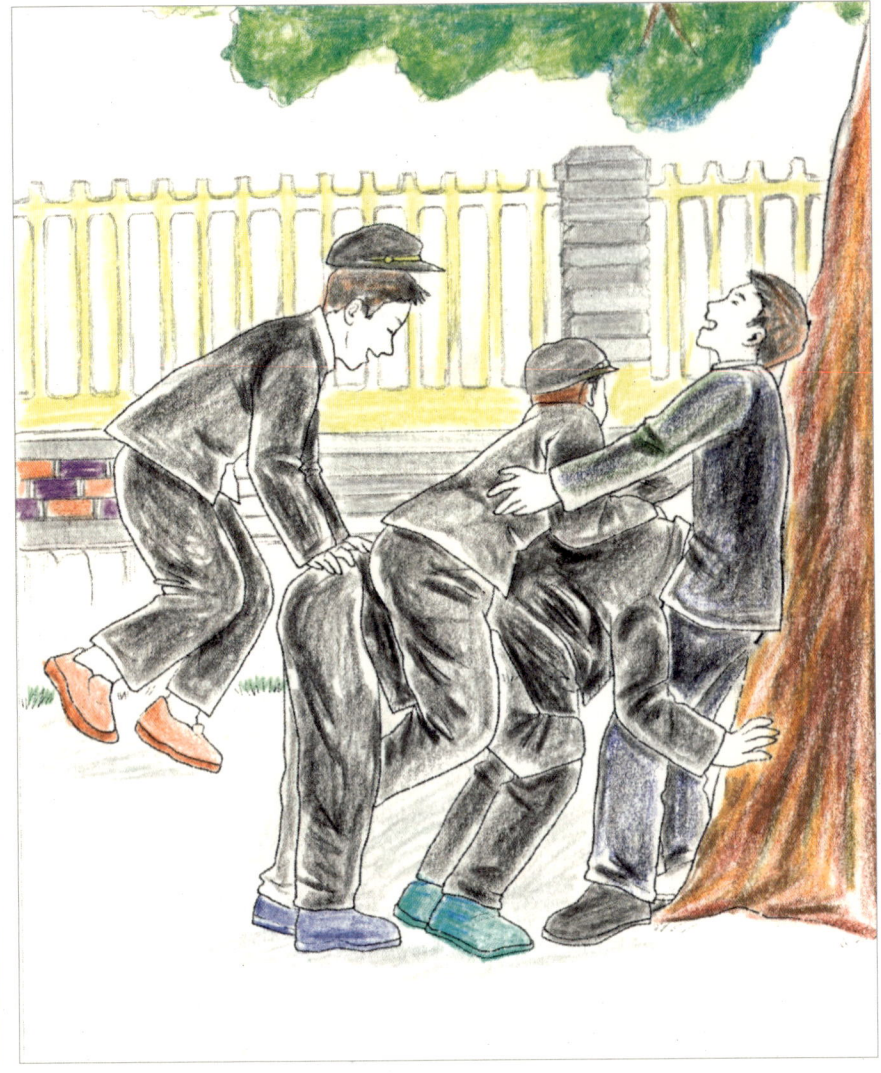

가위, 바위, 보!
이번엔 말이 되었다.
으랏차차! 덩치 큰 만복이가 달려오는 소리에 다리에 힘을 바짝 준다.
위에 탄 친구를 떨어뜨리려 흔들어 보지만 소용없다.
자꾸만 말이 되어 화가 나지만 다음번엔 어림없다.

말뚝박기는 어떤 놀이인가요?

10대, 나는 무엇에 관심이 많았나요? 어떤 취미활동이나 놀이를 하며 시간을 보냈나요?

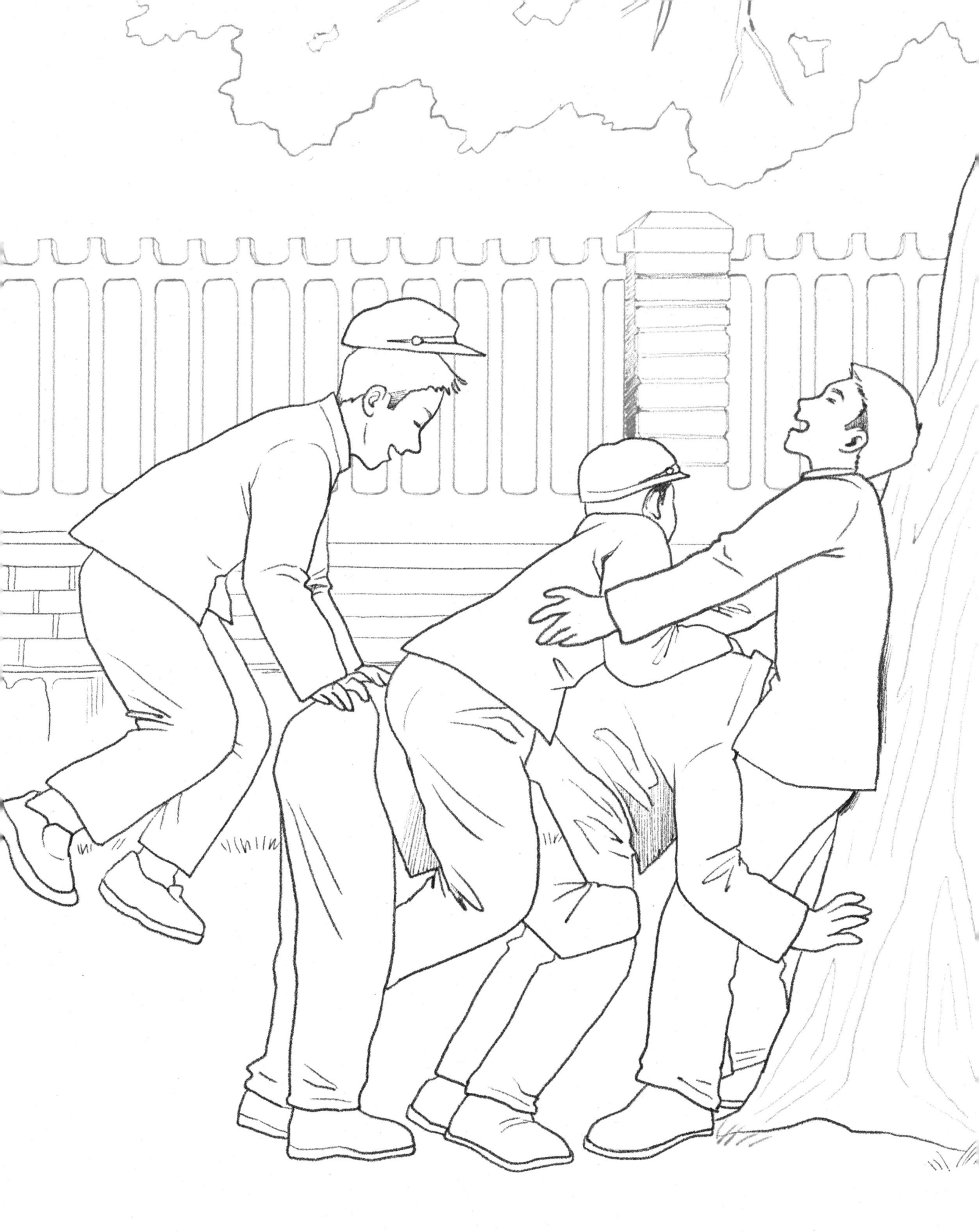

사랑방 손님과 어머니

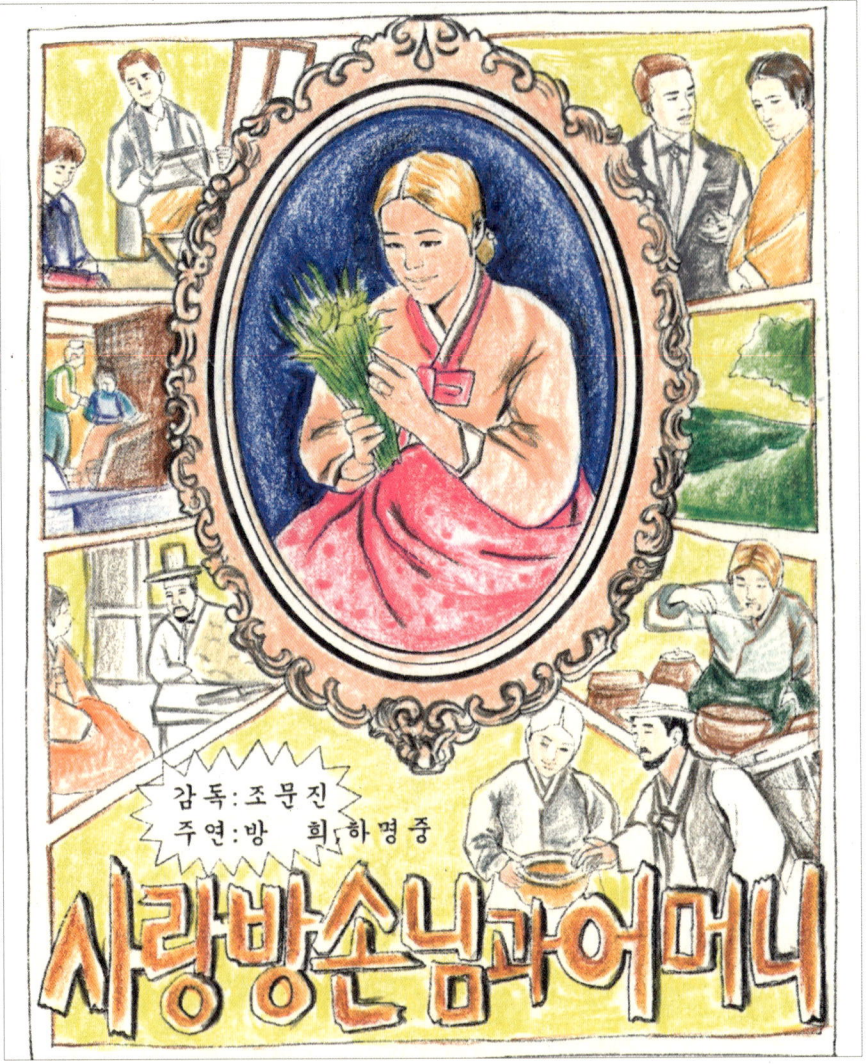

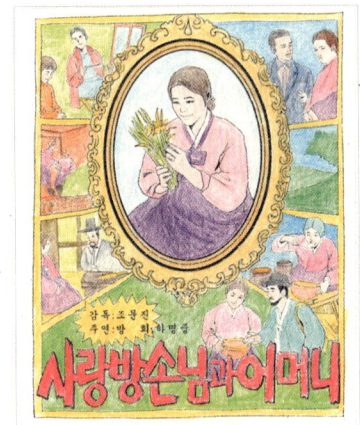

며칠이고 지나다니며 간판만 보았습니다.
간판 속 스타들이 나에게 말을 걸어옵니다.
이번 주말엔 미자와 함께 와서 꼭 봐야지.
매표소 앞을 지나다니시던 암표 장수 아주머니,
무시무시한 미성년자 단속반 아저씨.
극장을 들어서면 고소한 오징어, 땅콩 냄새 가득.
줄거리는 기억나지 않지만 극장 풍경과 냄새가
추억이란 이름으로 남았습니다.

내가 극장에서 본 첫 영화는 무슨 영화였나요?

내가 좋아했던 배우는 누구였나요?

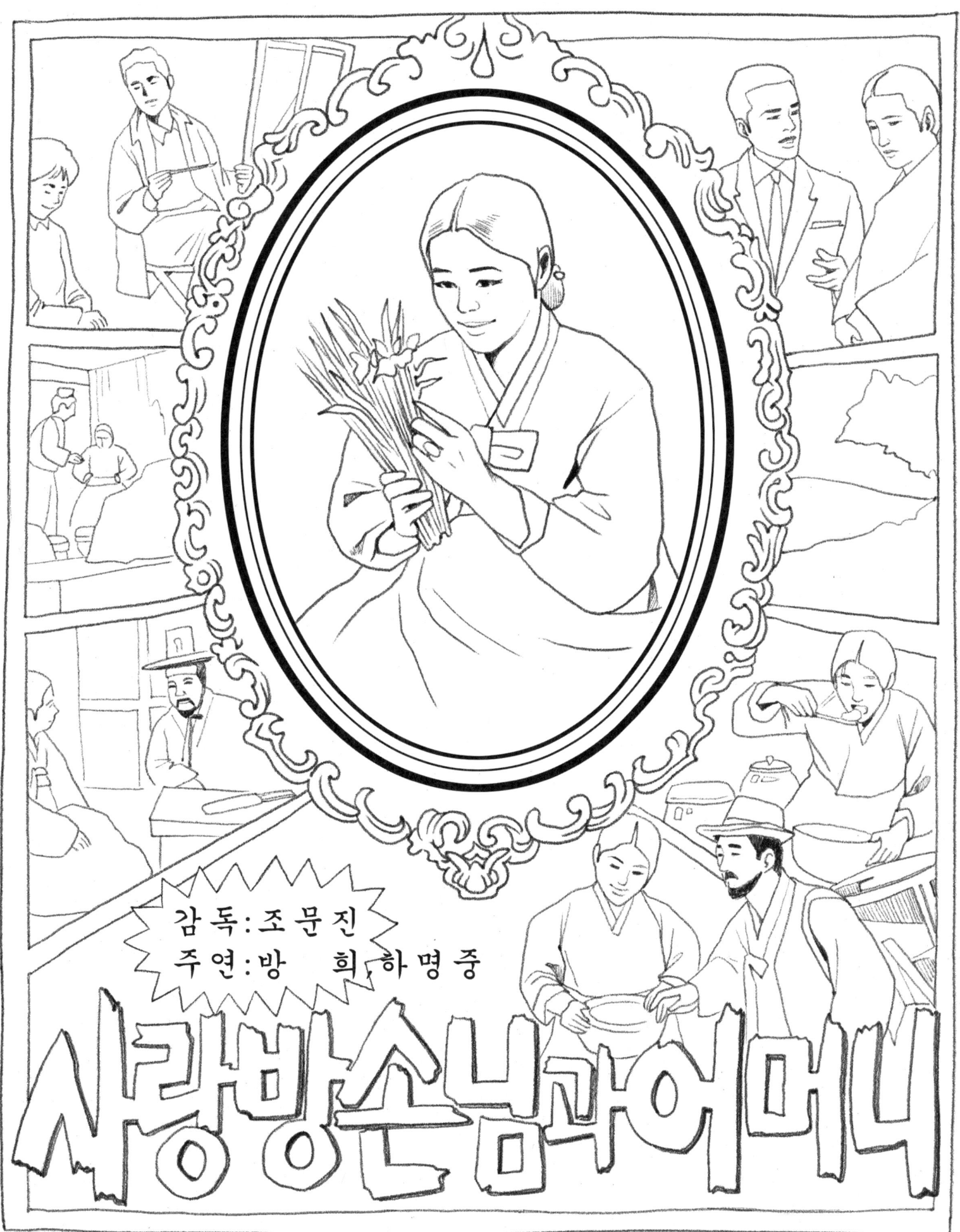

청춘의 꽃다발

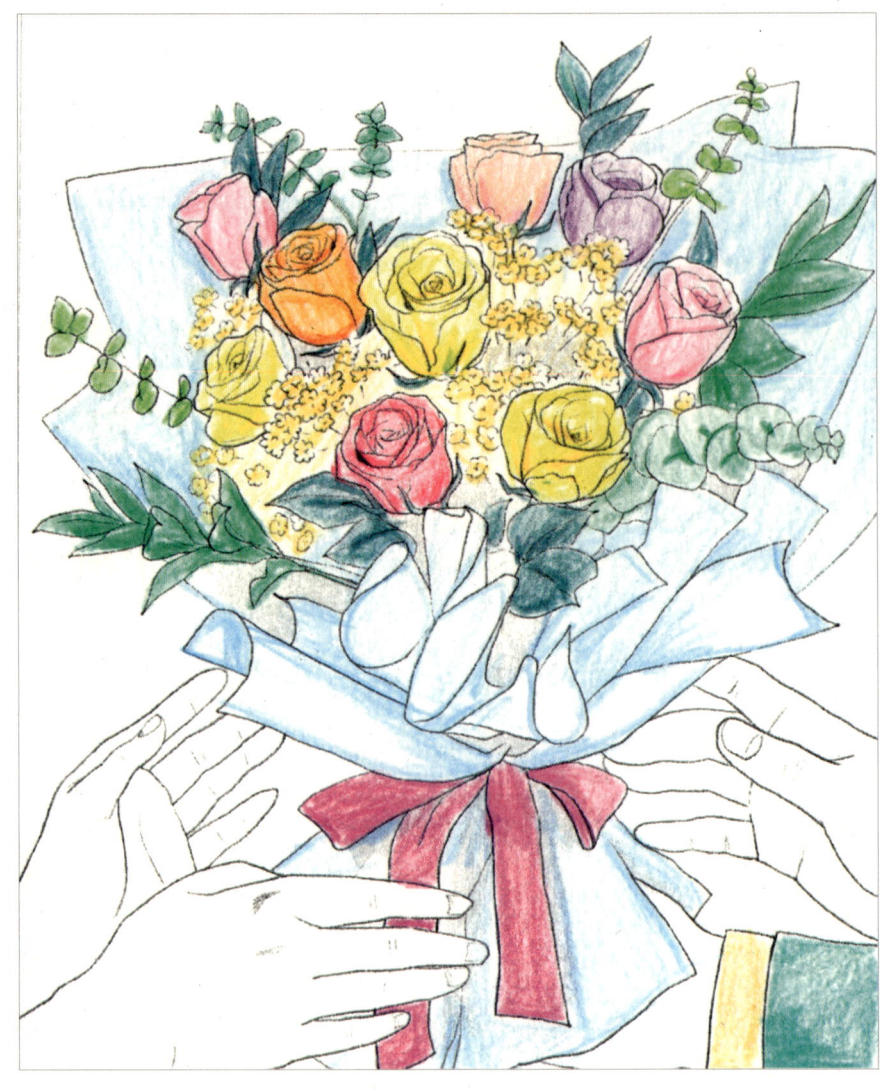

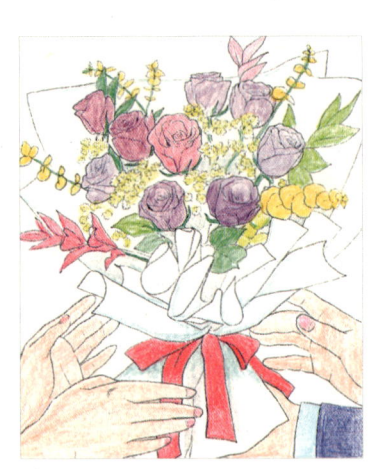

청춘(靑春)…
인생의 푸른 봄…
현실의 벽에 절망하지 않고,
스스로 품은 꿈과 사랑을 위해 달려갈 수 있었습니다.
충분히 아름다웠던 그 시절 나의 청춘에
위로와 갈채를 담은 꽃다발을 안겨주고 싶습니다.

꽃다발을 주거나 받아본 기억을 떠올려 보세요.

나는 어떤 꽃을 좋아하나요?

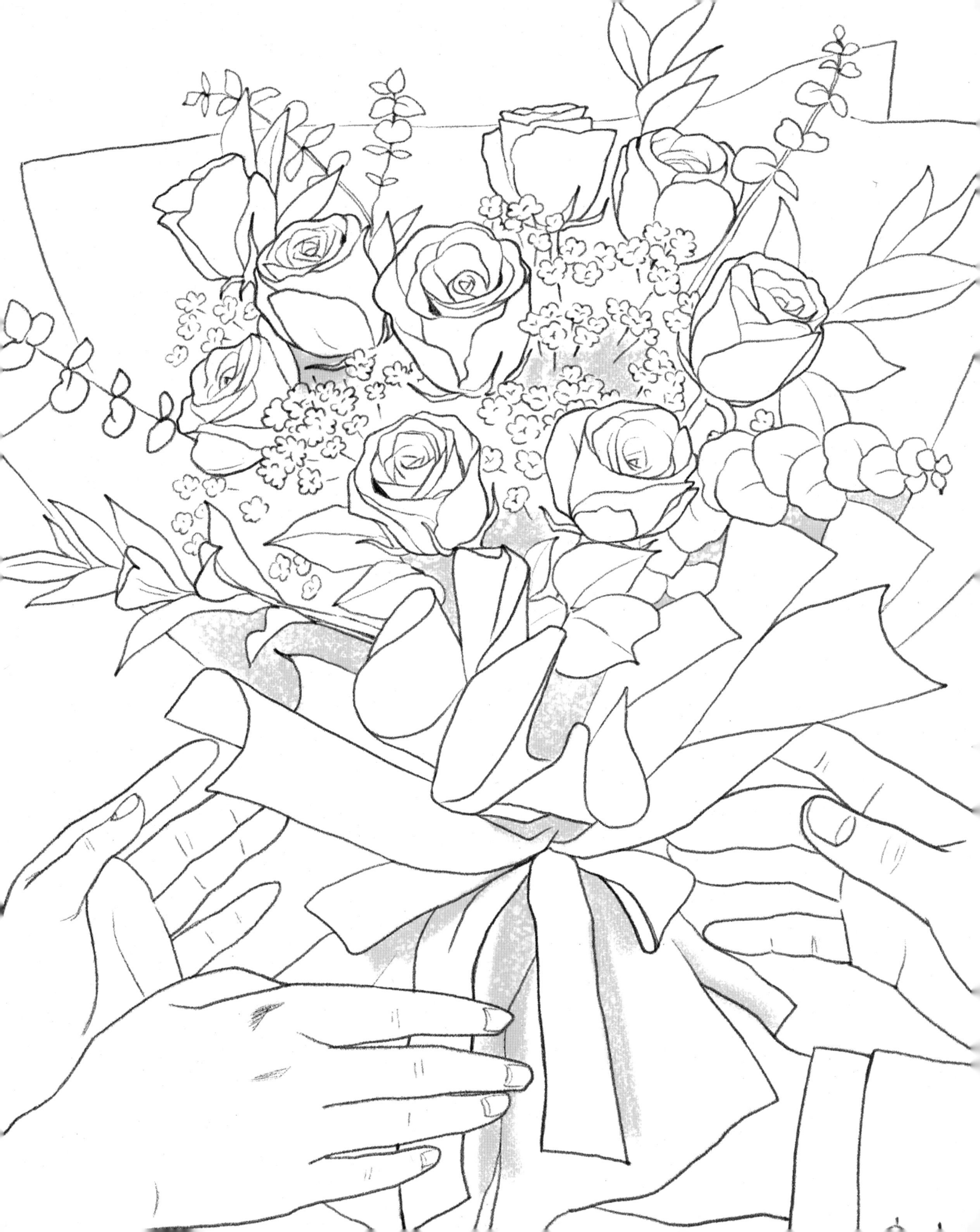

살짝궁 데이트

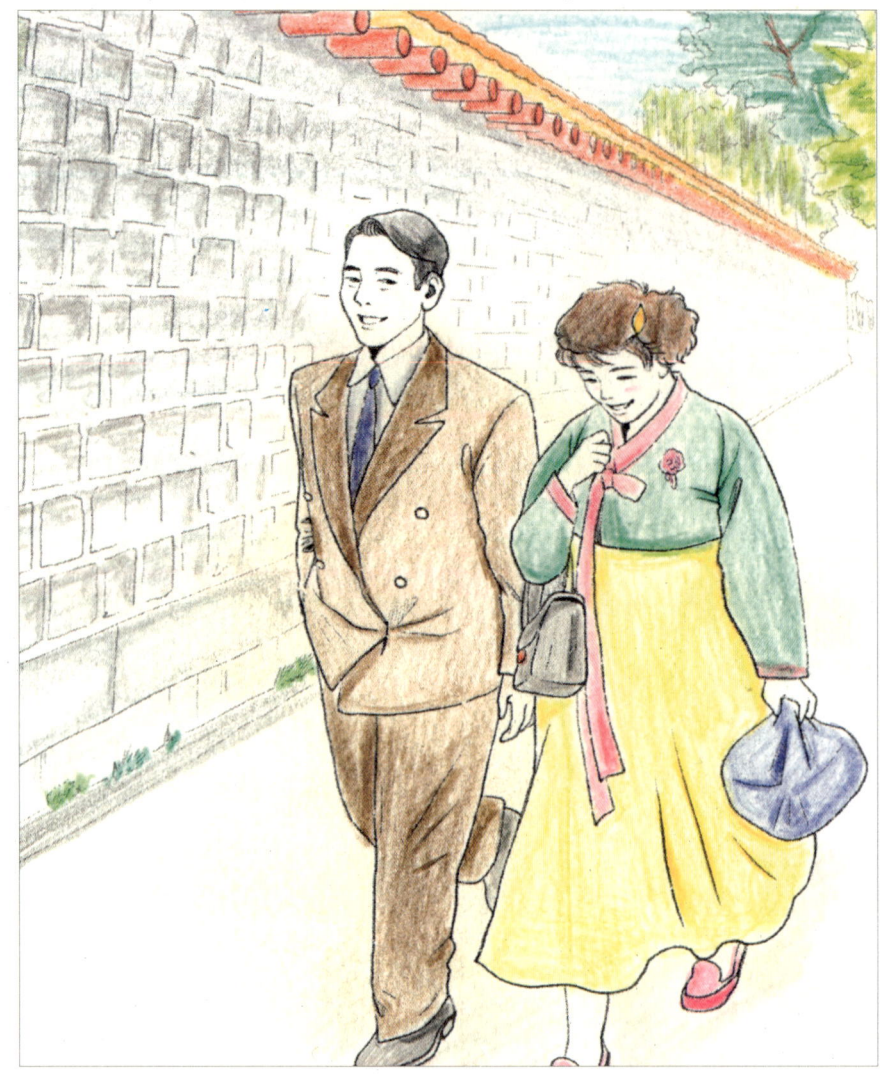
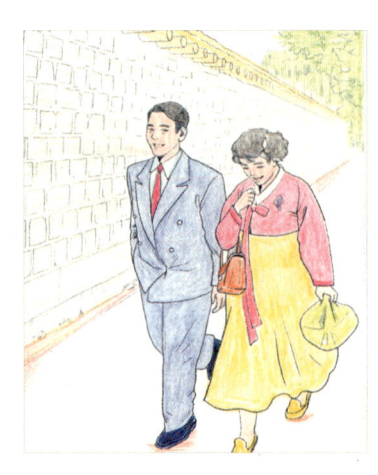

뺨을 스치는 바람에도 향기가 묻어납니다.
앞을 바라보며 걷다가도,
자꾸만 옆에 있는 그대에게로 시선이 옮겨집니다.
마음은 두 방망이질 치지만 싫지 않습니다.
입가에는 미소가 번지고 마음에는 사랑이 채워져 갑니다.

기억에 남는 데이트 장소는 어디인가요?

두근두근했던 데이트는 나에게 어떤 추억을 남겨주었나요?

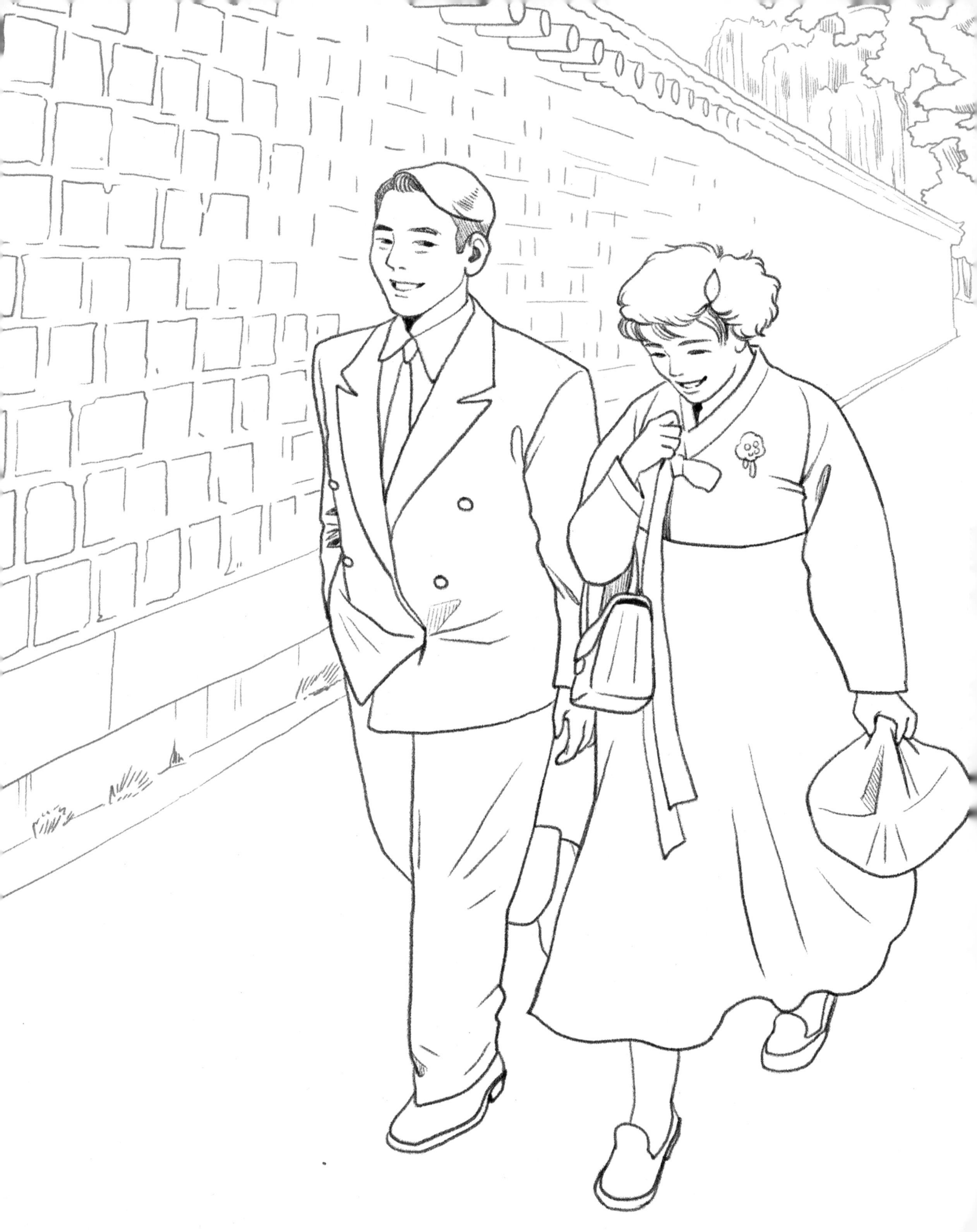

폐백

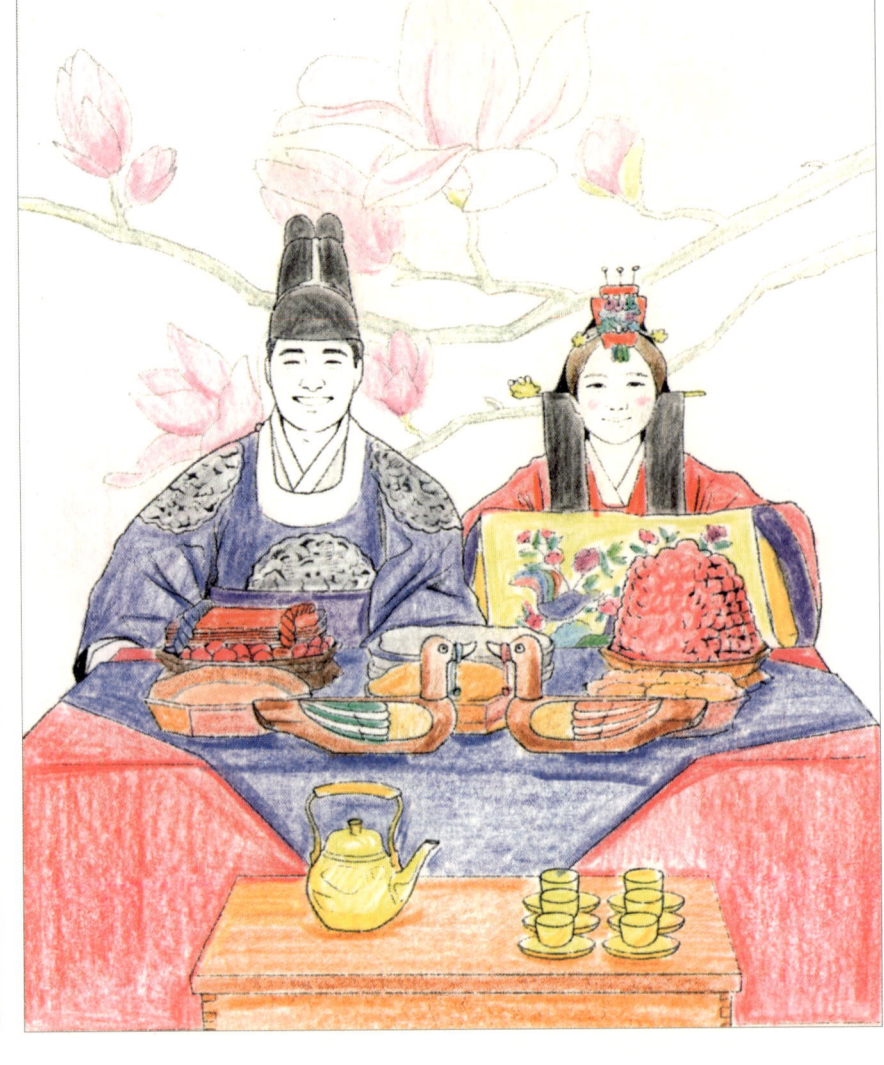
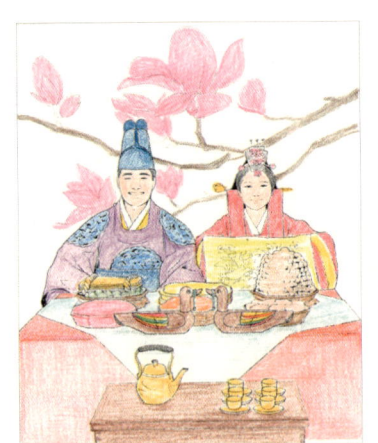

예를 갖추어 집안 어른들께 첫인사를 올립니다.
서로 배려하고, 항상 양보해라.
양가 부모님에게 효도하면서, 행복하게 살아라.
아들딸 낳고 알콩달콩 잘살아라.
밤, 대추와 함께 던져주신 어른들의 덕담으로
결혼의 참 의미를 꼭꼭 새겨봅니다.

배우자의 부모님에 대한 첫 마음은 어떠했나요?

나의 결혼식을 떠올려 보세요.

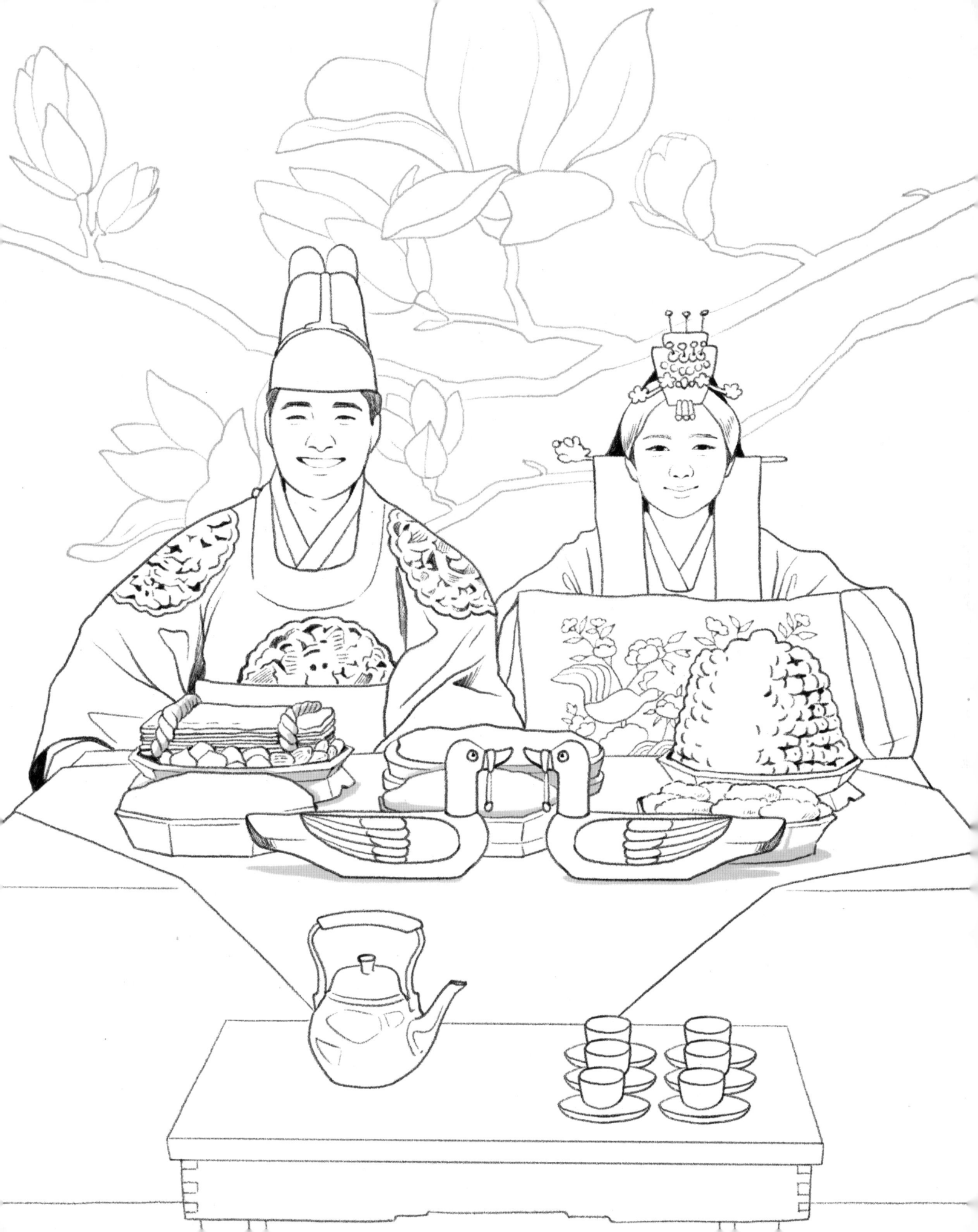

첫아이

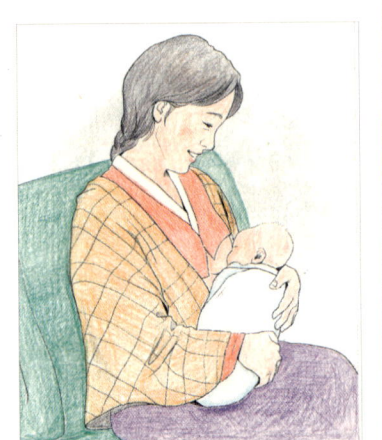
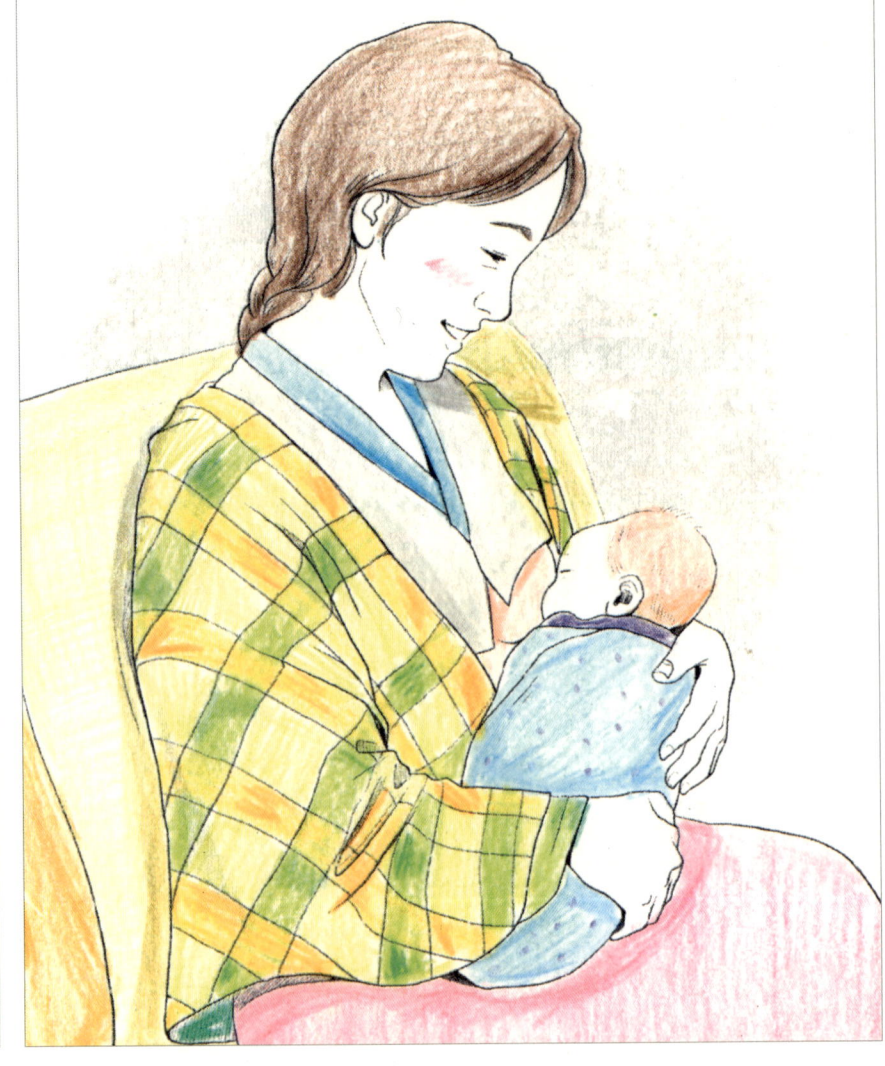

첫아이를 품에 안으니 기도가 나왔습니다.
생명을 주셔서 감사합니다.
아이에게 부끄럽지 않은 삶을 살고 싶습니다.
생명의 소중함을 저절로 깨닫게 됩니다.
첫아이를 안고
비로소 어른이 되어가고 있었습니다.

첫 임신 소식을 누구에게 가장 먼저 알렸나요? 그분의 반응은 어떠했나요?

첫아이는 나에게 어떤 의미인가요?

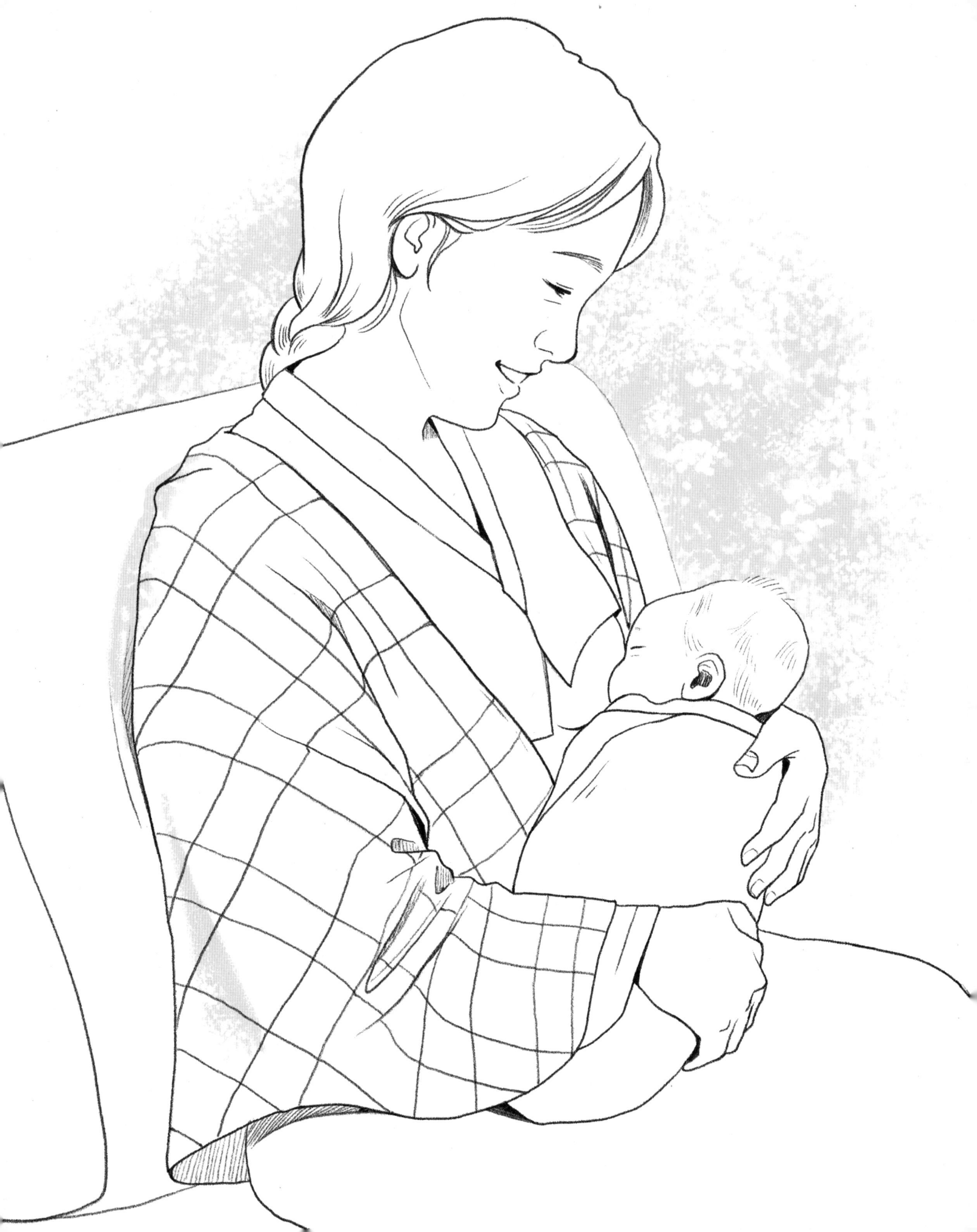

사이다와 삶은 달걀

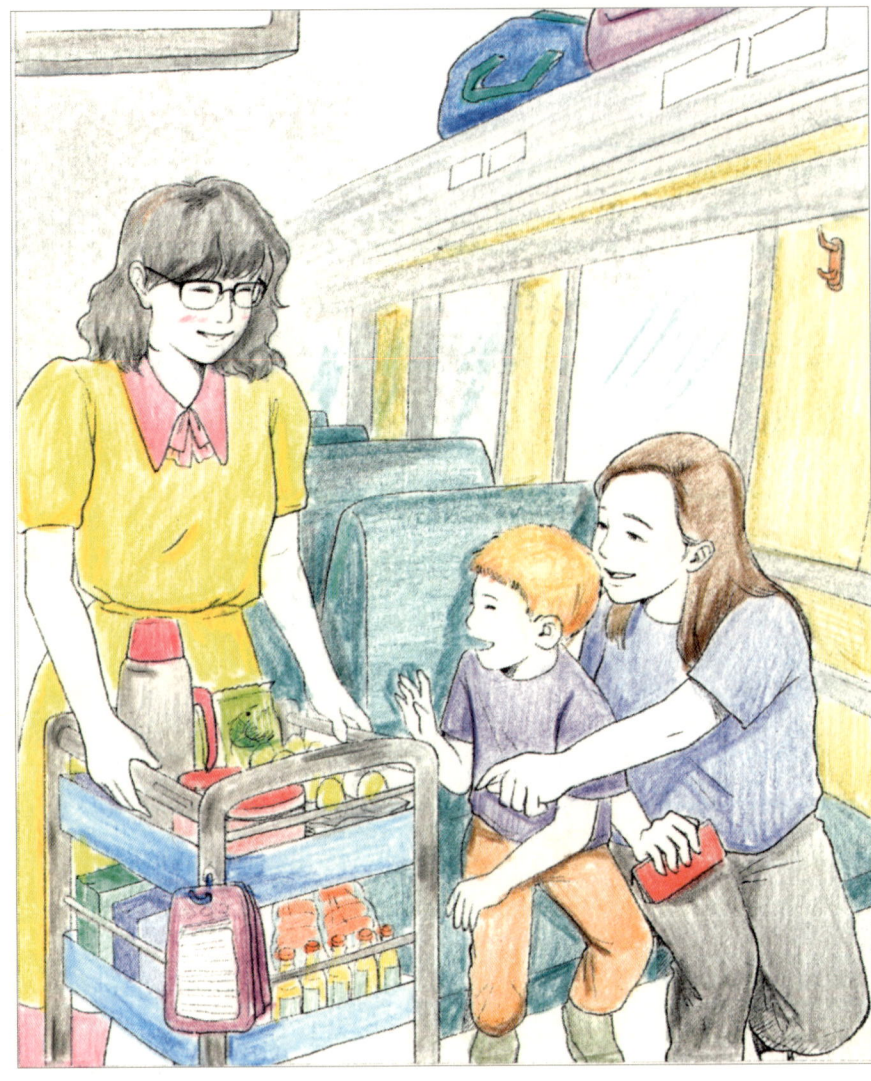
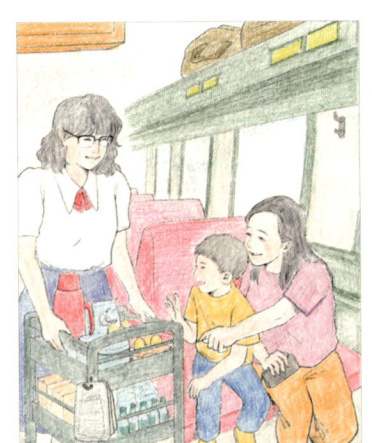

덜커덩덜커덩 할머니 댁에 가는 길.
막내는 간식 차만 눈 빠지게 기다립니다.
사이다 한 병과 삶은 달걀 세 개.
정차하면 잠시 내려 국수 한 그릇도 뚝딱.
배가 부른지 역 이름을 외우다 막내는 잠이 들었습니다.

여행, 하면 떠오르는 음식은 무엇이 있나요?

가장 기억에 남는 여행을 이야기해 주세요.

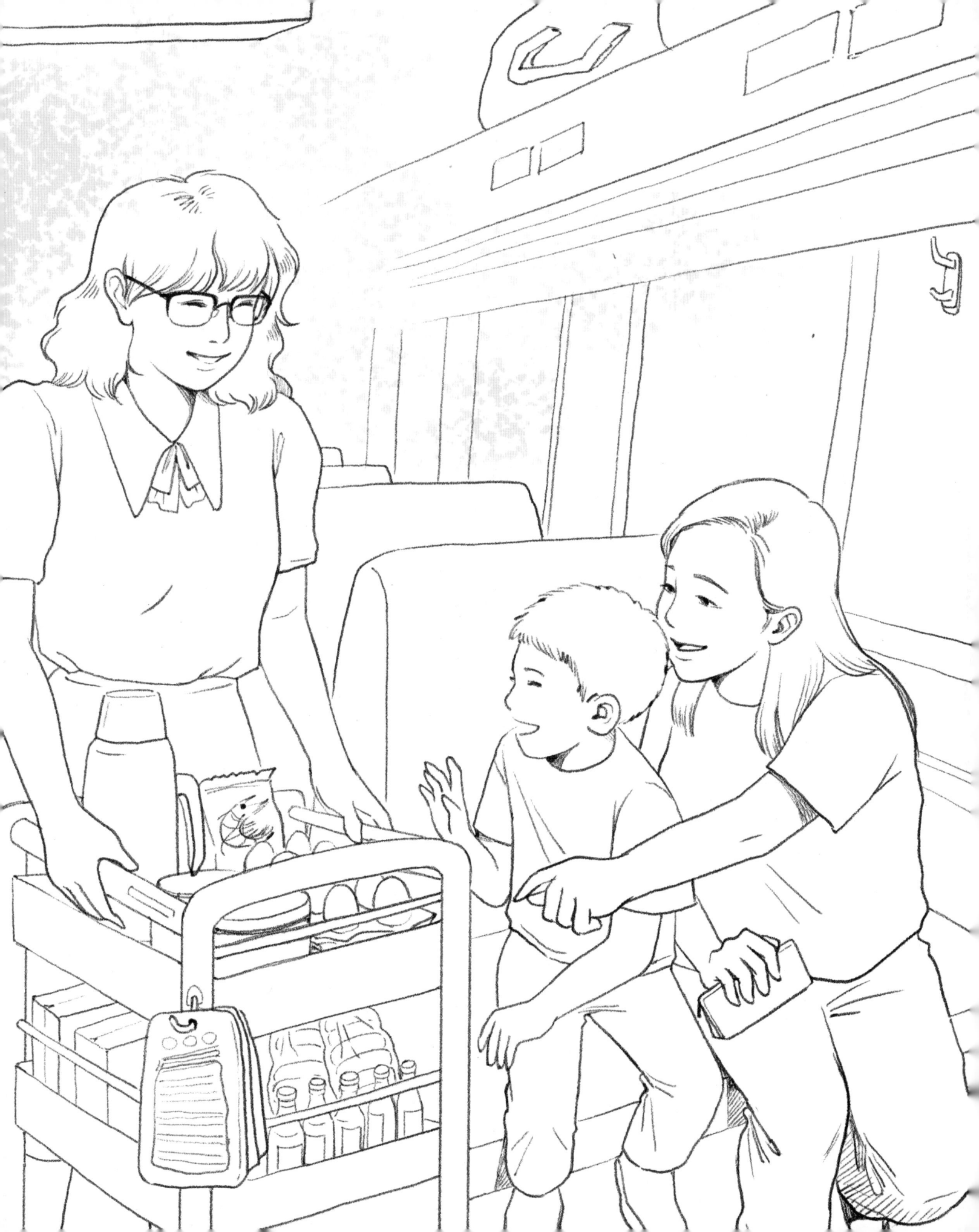

찰칵, 가족사진

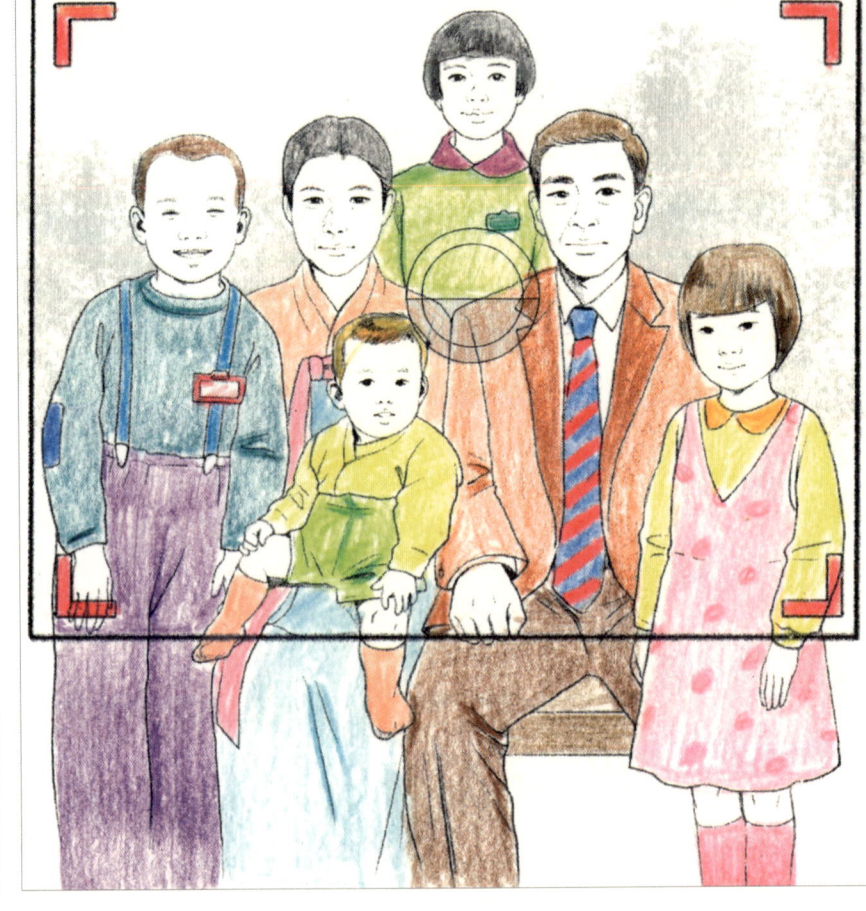
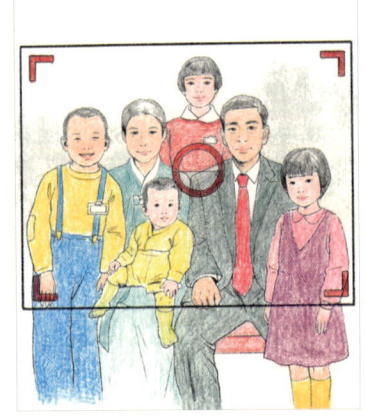

자, 아버님, 좀 더 활짝 웃어주세요. 꼬마는 움직이지 말고!
사진사 아저씨의 목소리가 바빠집니다.
잘해보려 하면 할수록 점점 더 굳어만 집니다.
하나, 둘, 셋, 펑!
우리의 순간이 멈추고 추억에 담깁니다.

내가 기억하는 가족사진에는 누가 있었나요?

가족은 나에게 어떤 의미인가요?

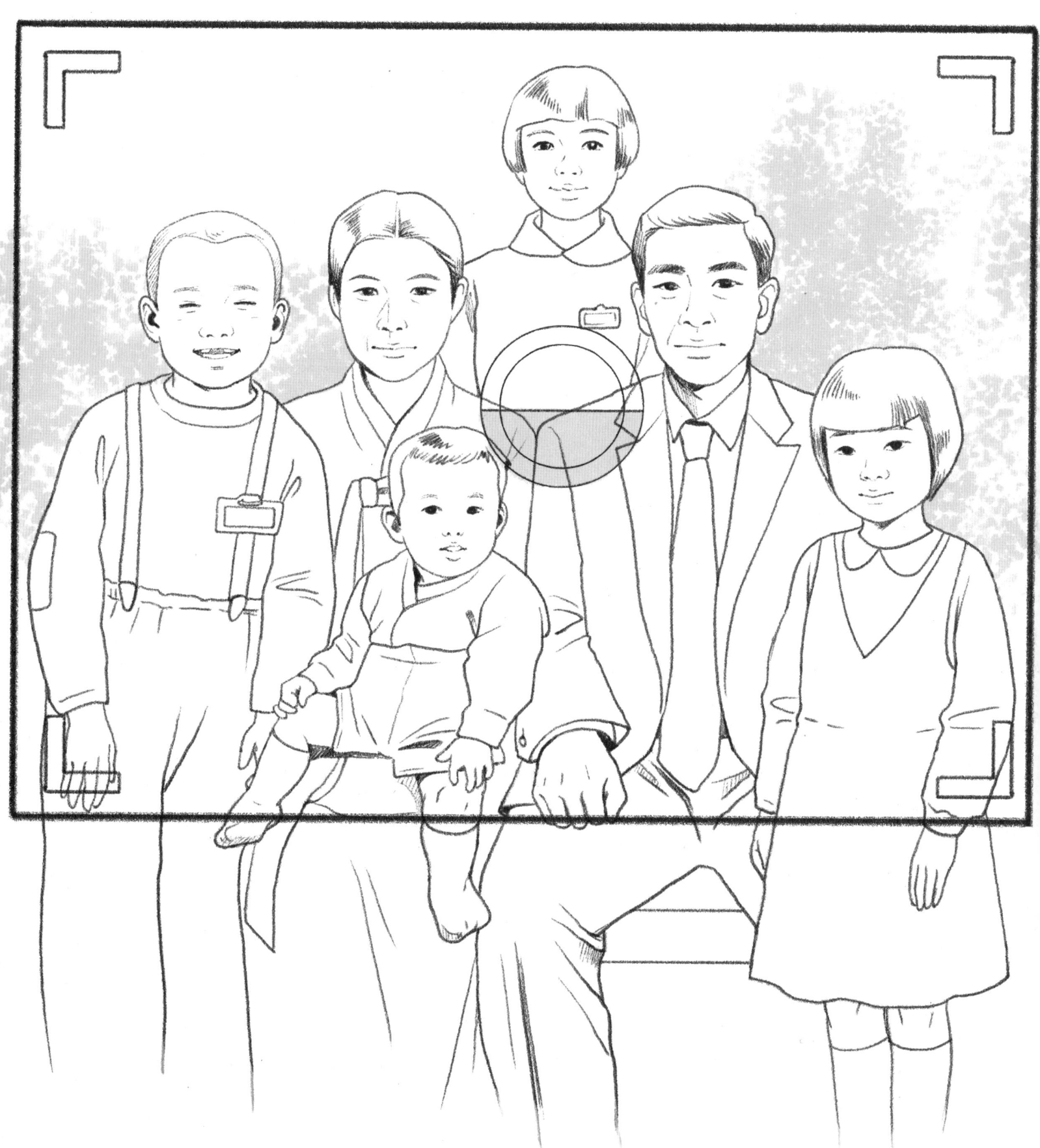

이사 가는 날

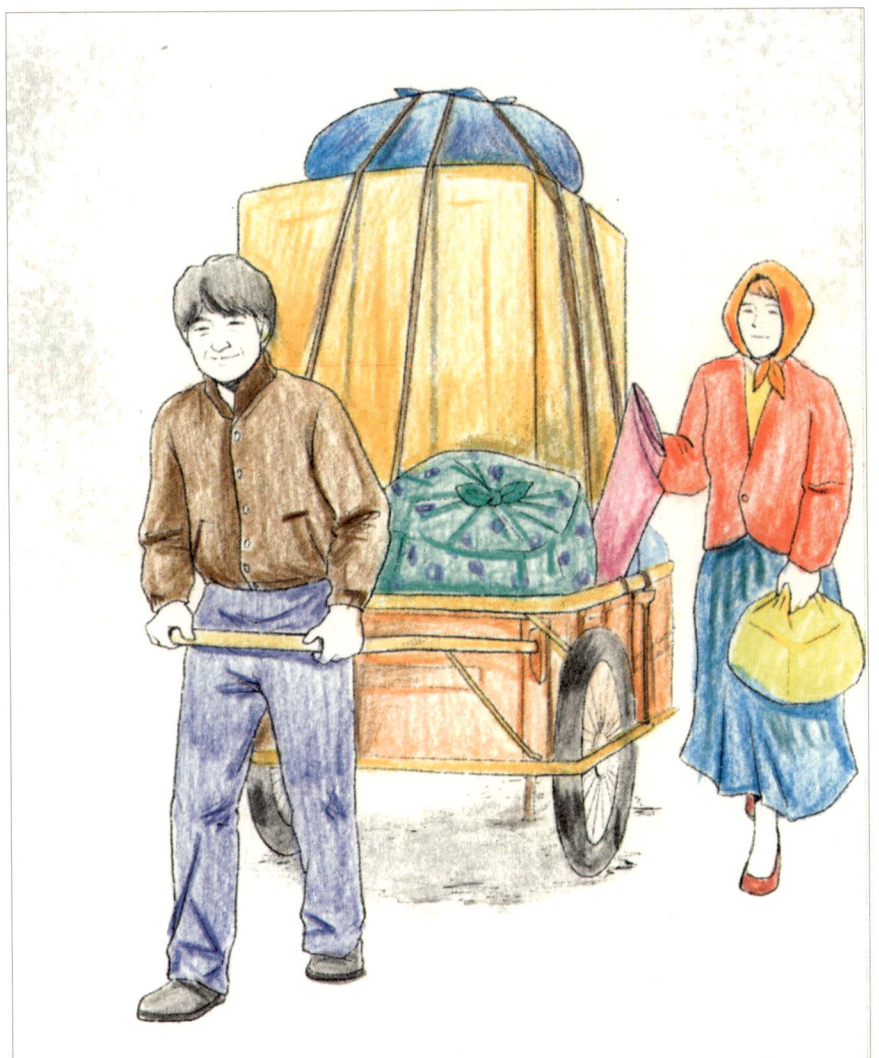

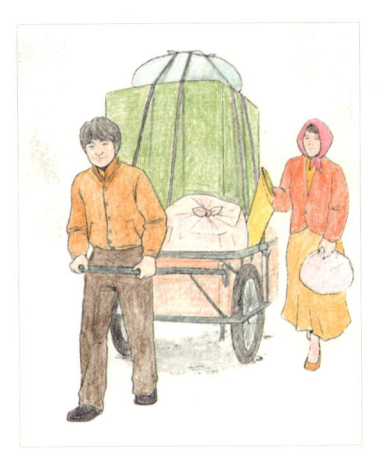

이삿짐을 싸고 풀며,
서러워서 흘린 눈물도 가득…
이만하면 감사하다 흘린 눈물도 가득…
그 눈물들이 쌓이니,
다시 시작하는 용기는 덤으로 생겼습니다.

지금까지 몇 번의 이사를 했나요?

가장 기억에 남는 이사는 어떤 모습이었나요?

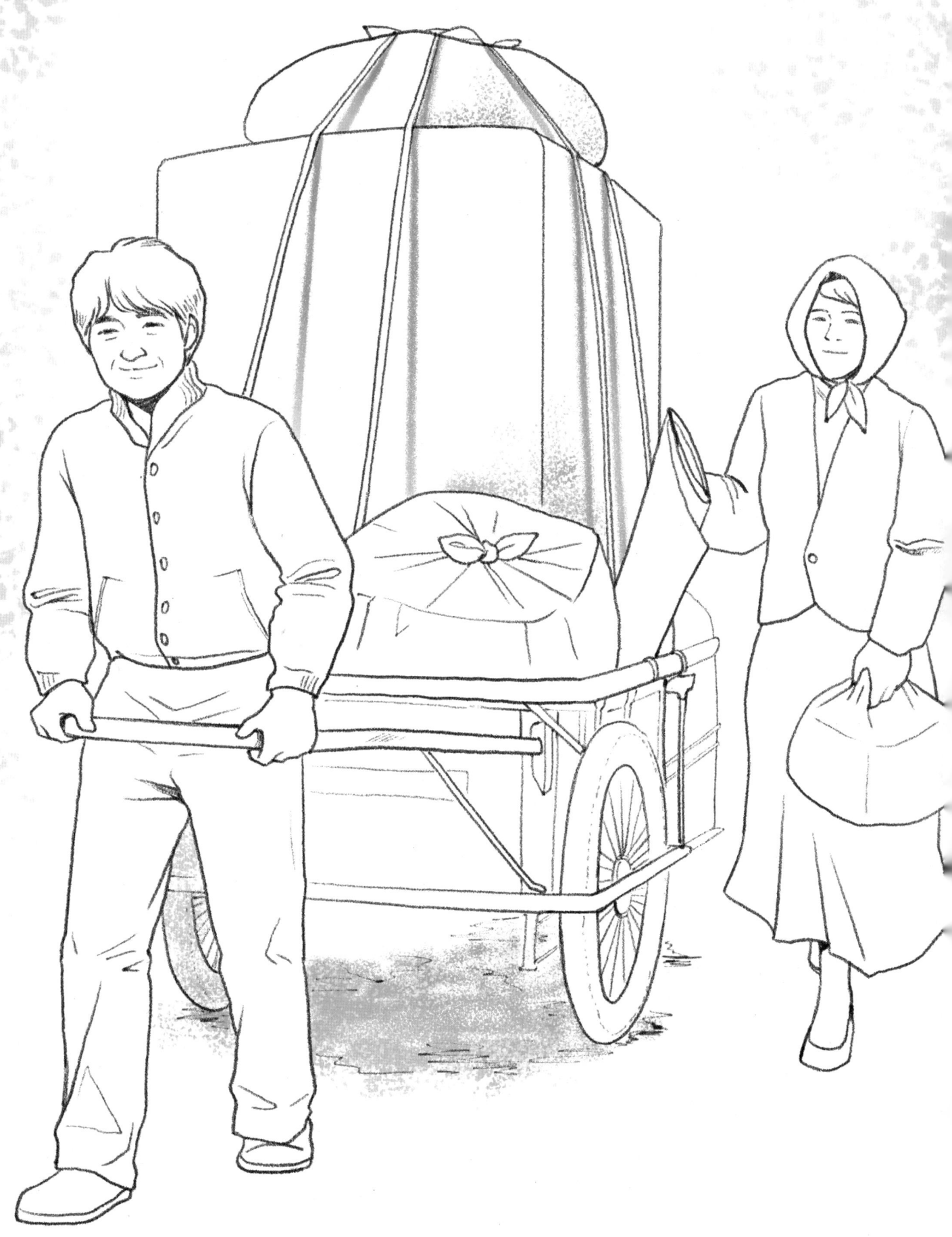

오라이

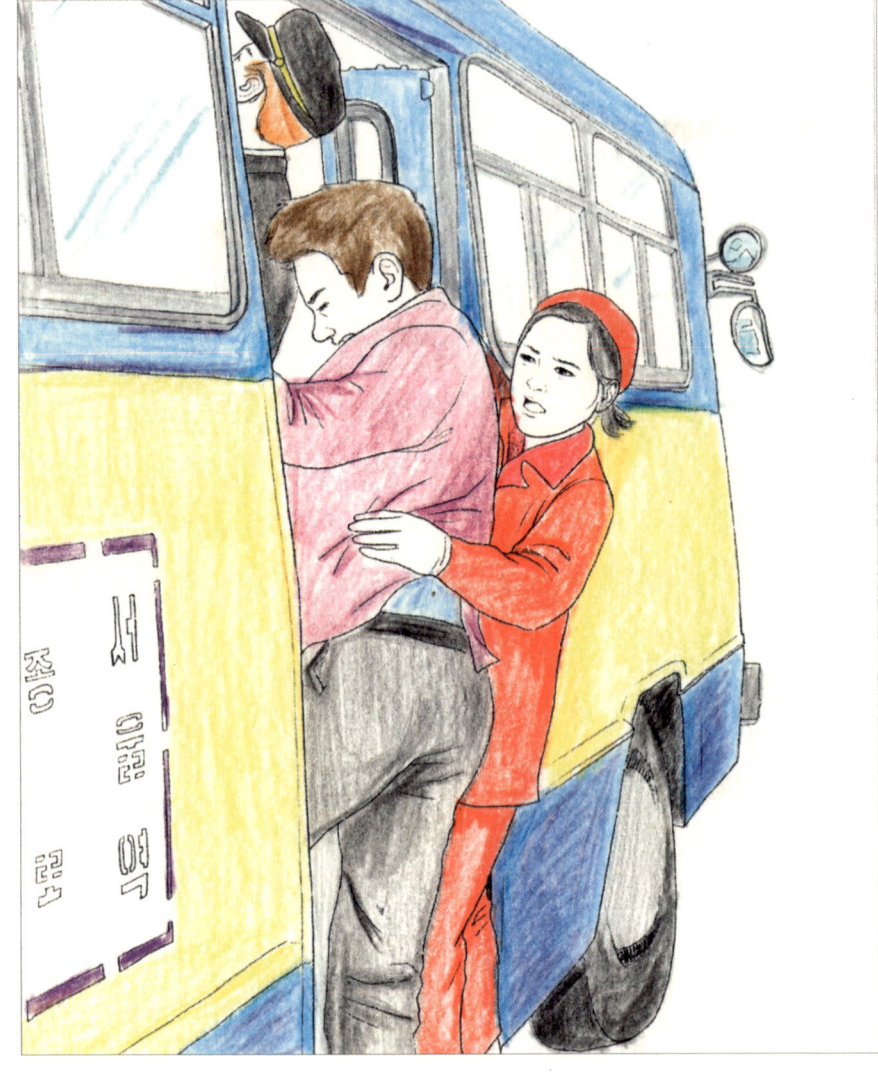
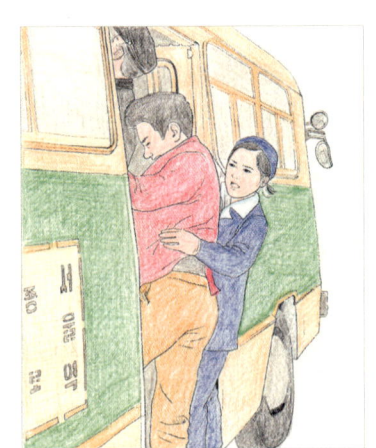

승객이 없으면 없어서 차 안에서 오래 기다리고
승객이 많으면 많아서 차 밖에서 오래 기다리던 그 시절.
이번 차를 놓치면 정말 지각입니다.
정신없이 아슬아슬 꾸역꾸역 차에 오르고
안내양의 날카로운 소리가 들립니다. '오라이~'
오늘 하루도 오라이~

내가 주로 탔던 버스 노선은 어떻게 되나요?

버스를 생각하면 떠오르는 추억은 어떤 것이 있나요?

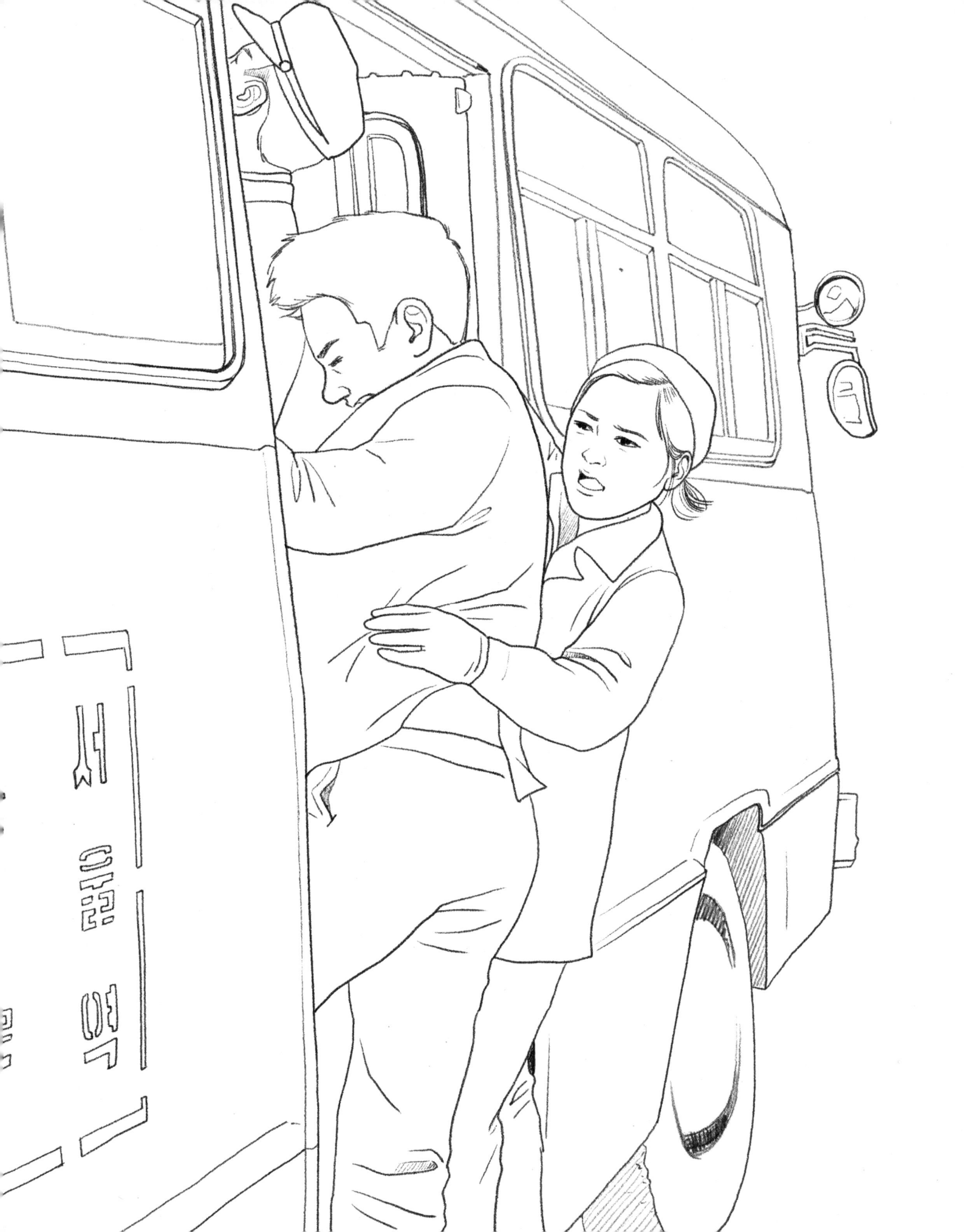

연탄 갈기

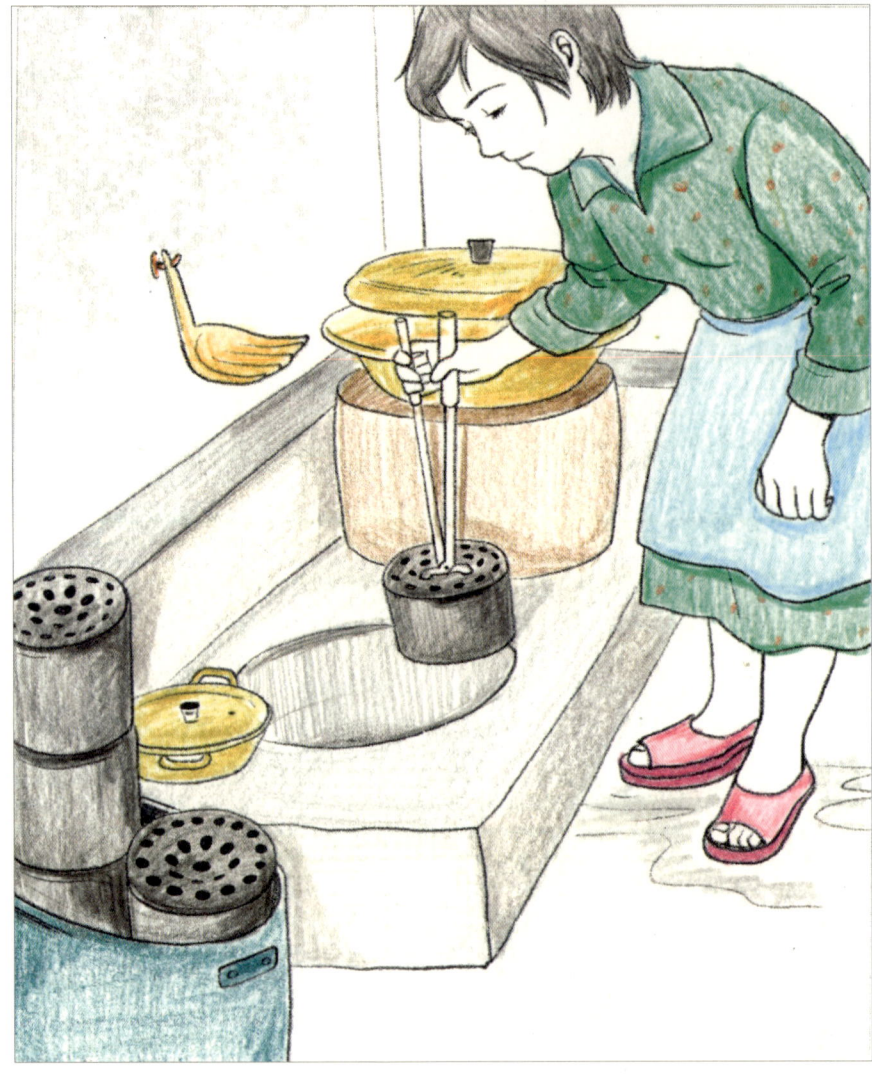

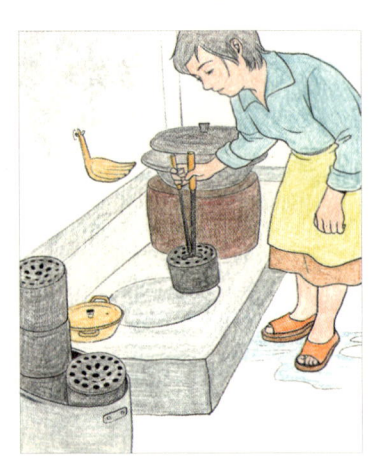

따끈따끈 아랫목에 누우면
추웠던 몸이 녹고 스르르 잠이 들곤 했습니다.
몇 번이고 문을 여닫을 때 들어오는 찬바람에 이불을 뒤집어씁니다.
원래 엄마는 잠이 없다고 생각했습니다.
이제 내가 연탄불 꺼질까 저절로 눈이 떠집니다.
그때 느낀 따스함이 어머니의 잠과 바꾼 것이었음을 알게 됩니다.

우리 집에서 누가 주로 연탄을 갈았나요?

연탄과 관련된 기억을 떠올려 보세요.

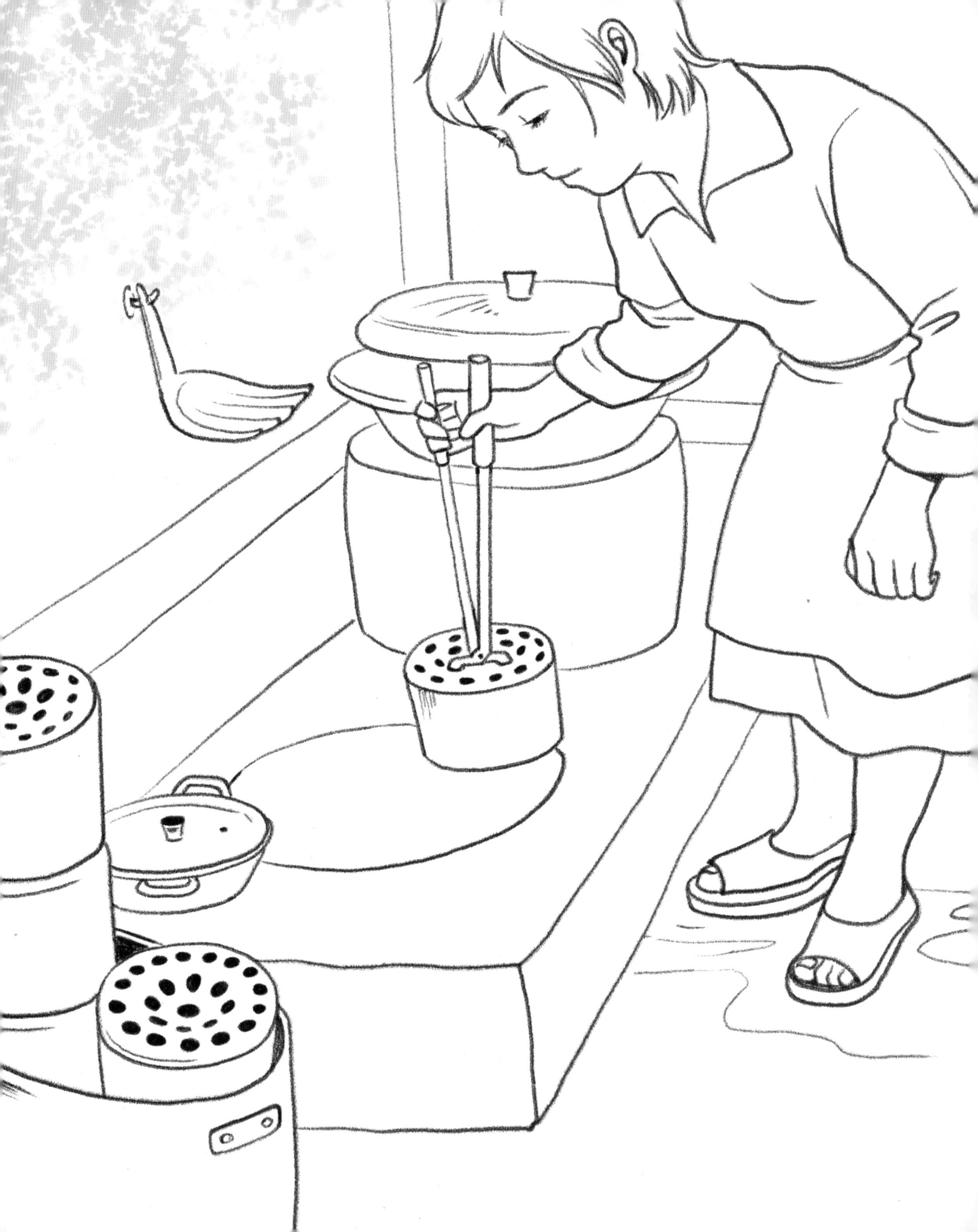

군대 가는 날

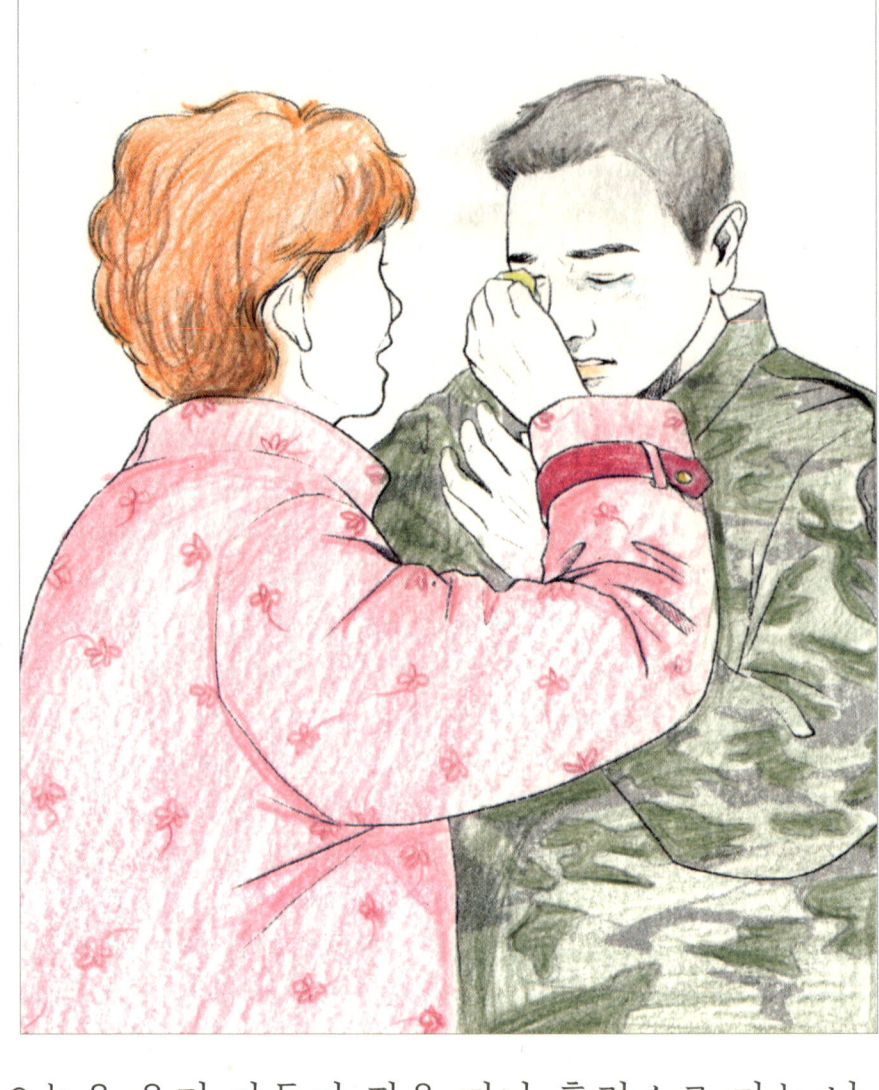
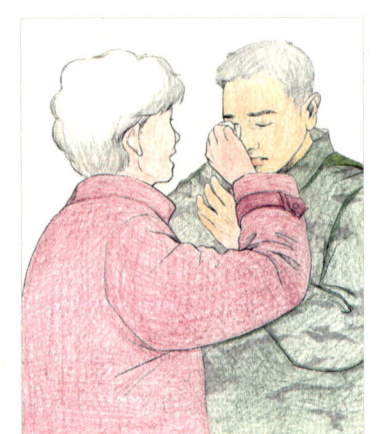

오늘은 우리 아들이 집을 떠나 훈련소로 가는 날.
걱정과 기대로 가슴이 살짝 떨립니다.
짧은 머리의 아들 모습에 괜스레 눈물이 날 것 같습니다.
잘 다녀오라며 무심한 듯한 손길로 어깨를 두드려줍니다.
진짜 사나이로 거듭날 것을 기대하며 마음을 추슬러봅니다.

나 또는 누군가가 입대하는 날을 떠올려 보세요.

군대와 관련하여 어떤 기억이 있나요?

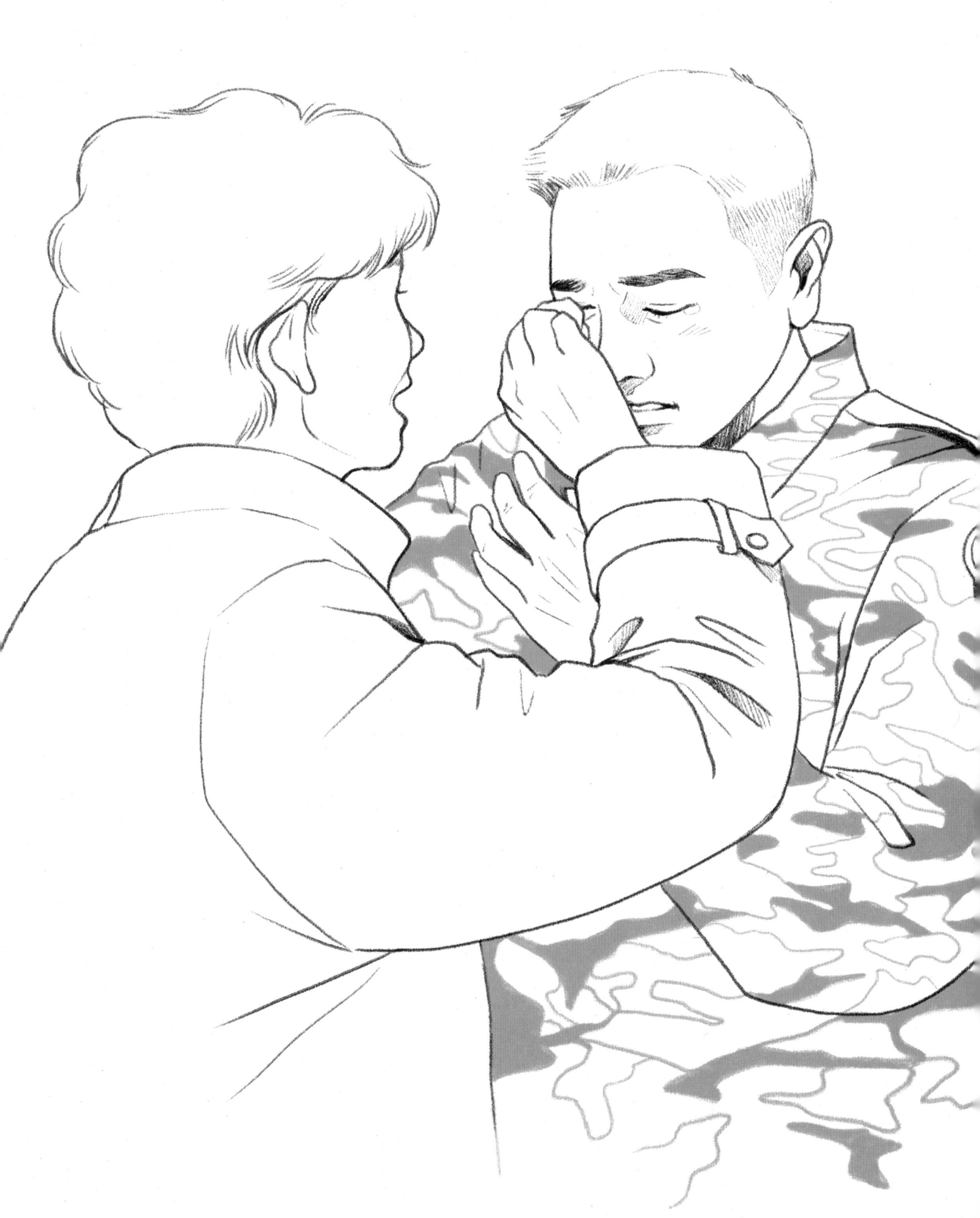

티끌 모아 **태산**

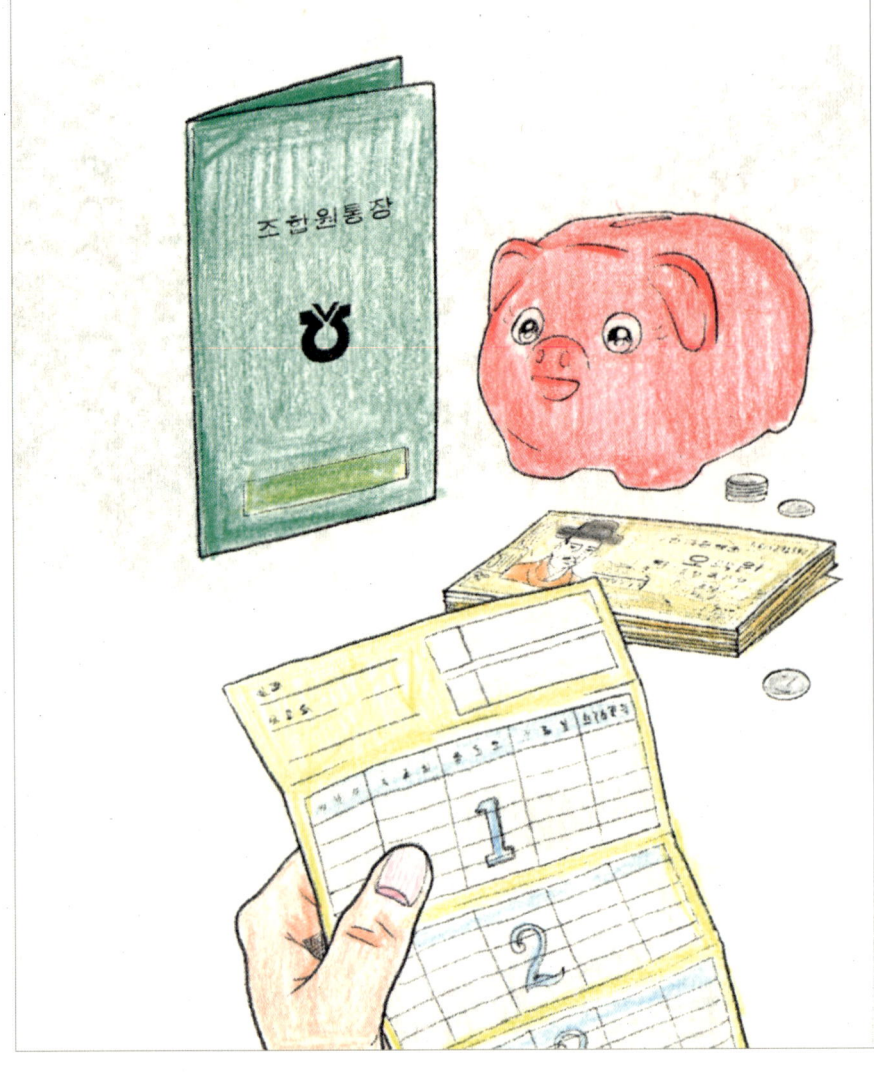
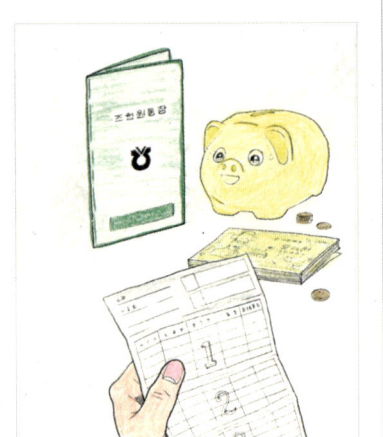

막내가 새 운동화를 갖고 싶다 울었지만 철없다 나무랐습니다.
김치찌개, 김치 버무리, 김치죽...
담뱃값도 차비도 아끼고...
가족 소풍은 꿈도 꾸지 못했습니다.
그렇게 모아온 저금통과 통장이 이제 제법 알차졌습니다.
첫아이 대학입학도, 하얀 울타리 집도 그냥 꿈이 아닐지 모릅니다.

어디에 쓰기 위해 저축했었나요?

좀 더 저축하기 위해 아끼고 애썼던 기억을 떠올려 보세요.

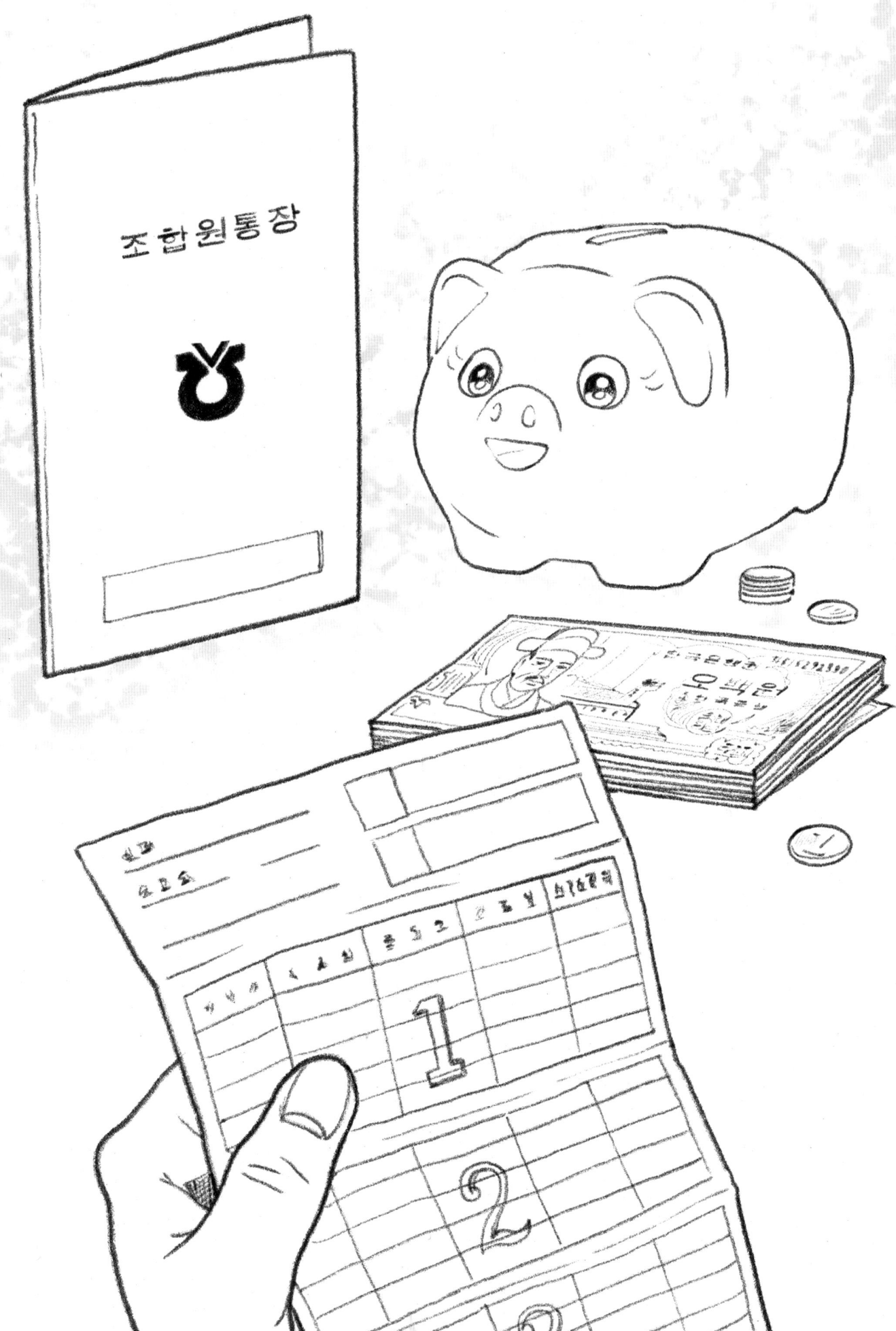

드디어 내 집 마련

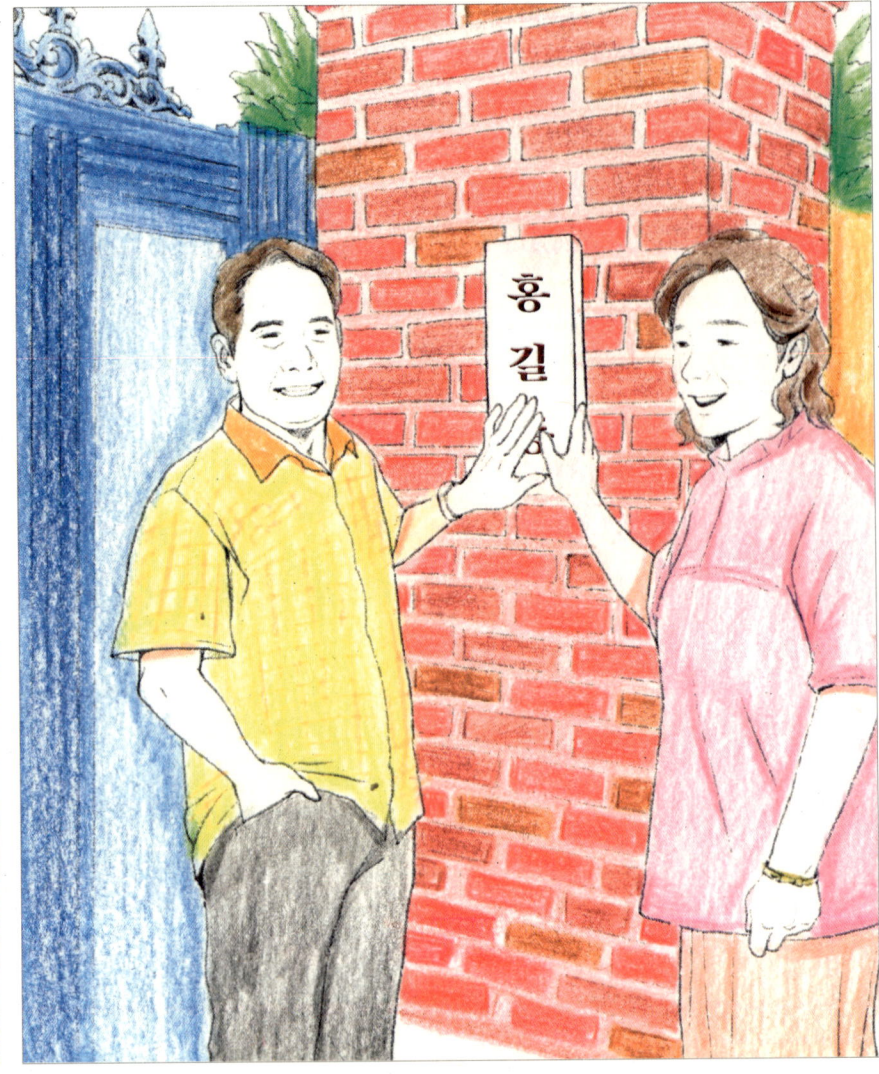

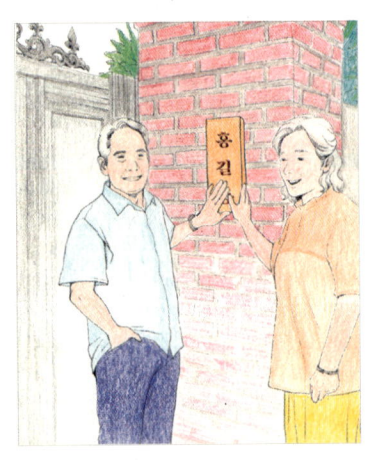

탕탕!
드디어 우리 집에 문패를 달던 날.
가슴이 터질 것 같았습니다.
못질을 도와 문패를 잡아주던 아내의 눈에는 눈물이 고였습니다.
너무도 고맙고 미안해서 내 가슴에도 눈물이 고였습니다.
이런 날이 올까 했는데 정말 왔습니다.

집 장만을 둘러싼 울고 웃었던 기억은 어떤 것들이 있나요?

집은 나에게 어떤 의미인가요? (문패에 내 이름을 써 보세요.)

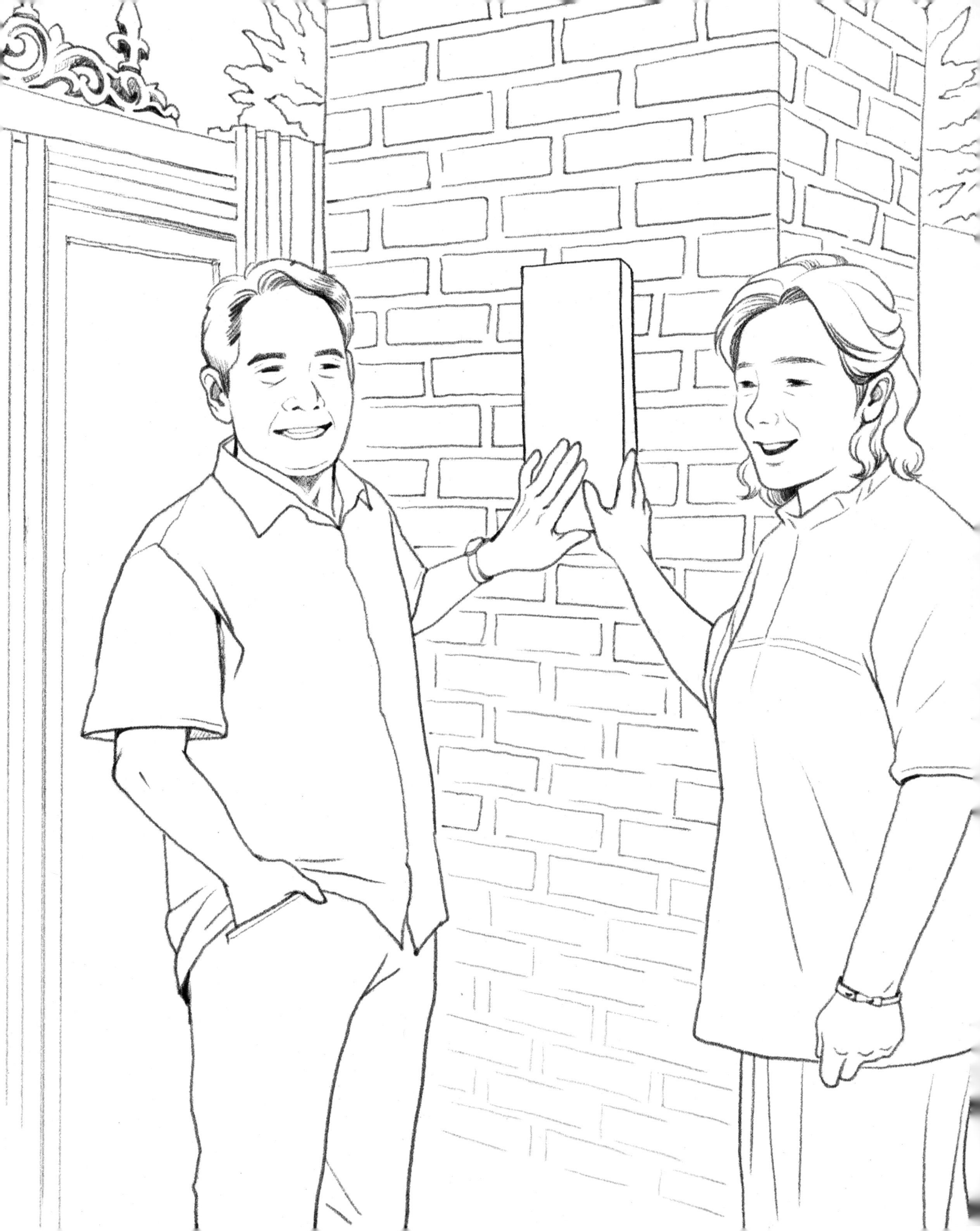

함 사시오

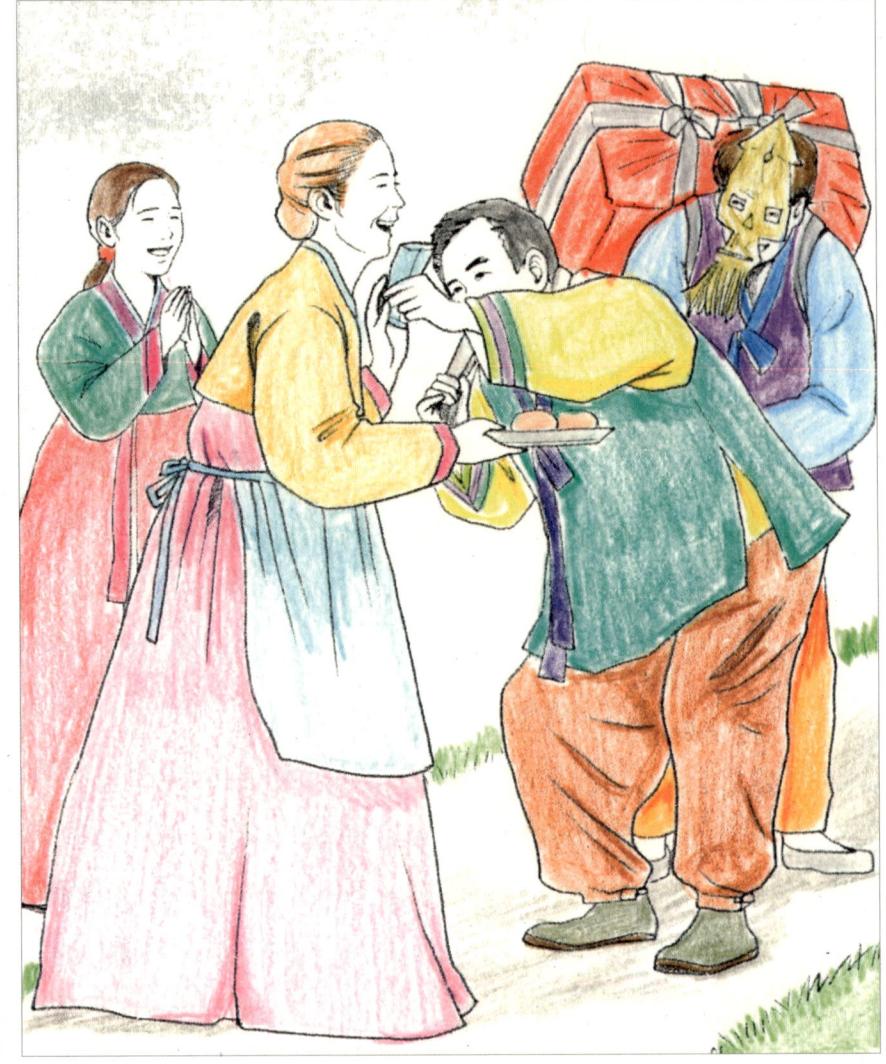

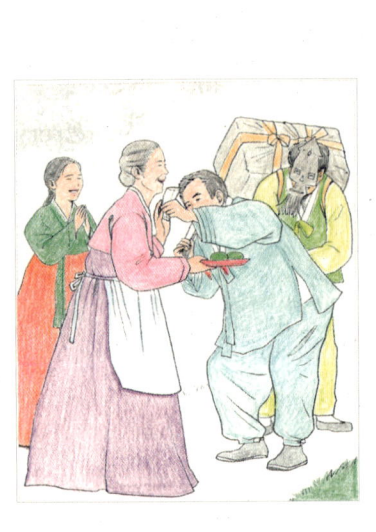

며칠 후면 딸아이가 시집을 갑니다.
아직도 마냥 어린아이 같기만 한데…
시끌벅적 마을 어귀부터 들려오는
함진아비의 소란에 마음이 일렁일렁합니다.
철없이 웃고 있는 딸아이 모습을 조용히 바라봅니다.
이제는 장성한 딸을 보내주려 합니다.
부디 별 탈 없이 잘살아 주렴…

함 들어오던 날을 추억해 보세요.

자녀가 결혼할 때 어떤 생각을 했었나요?

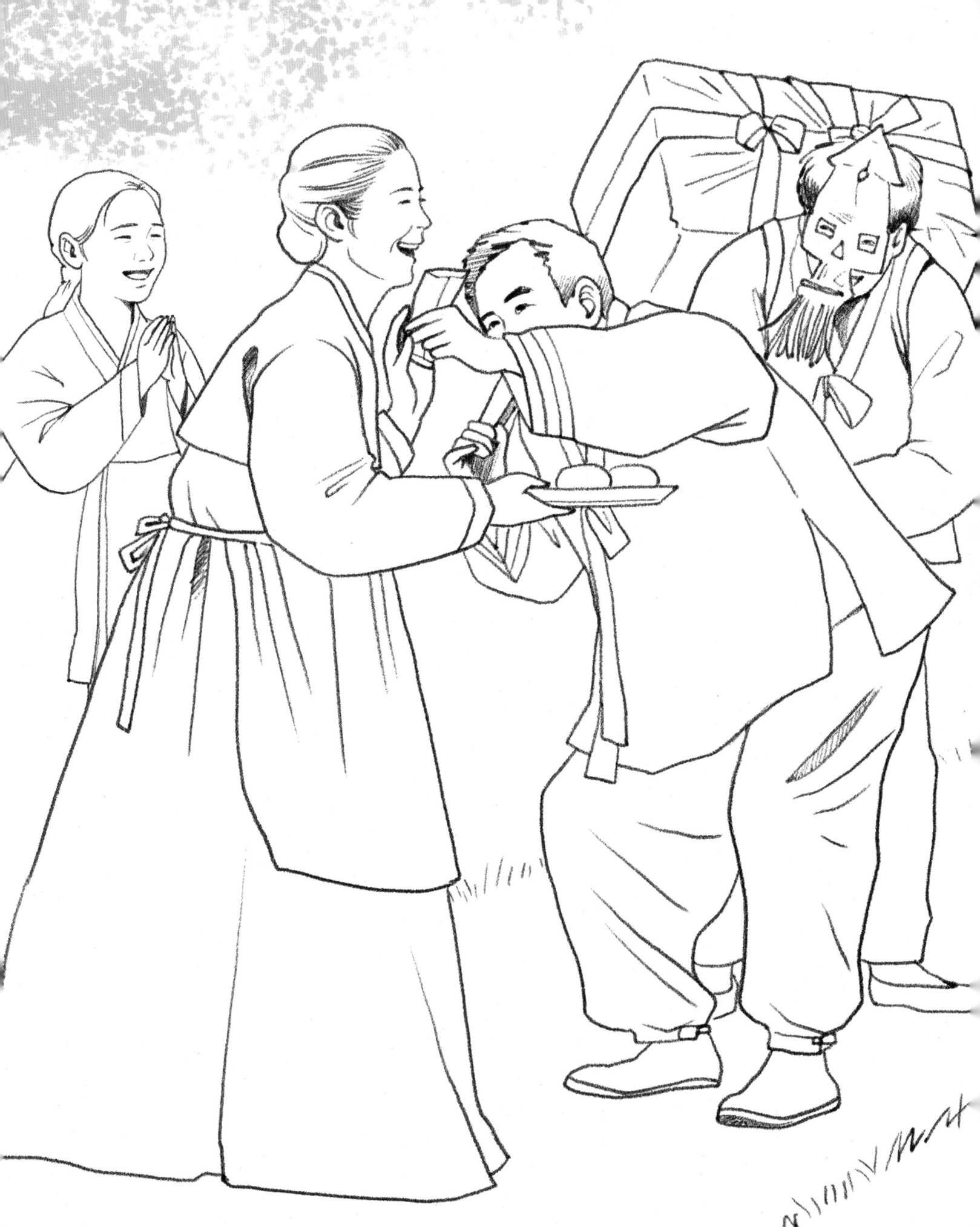

그리운 부모님

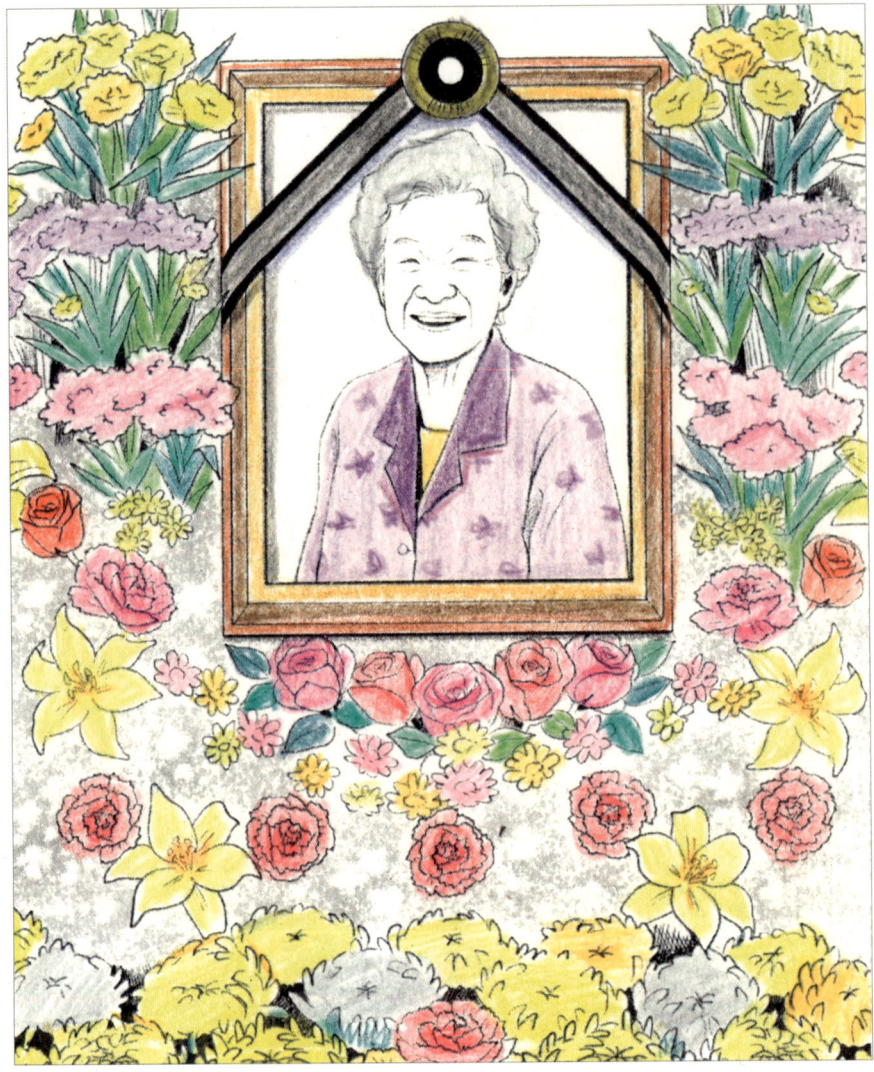
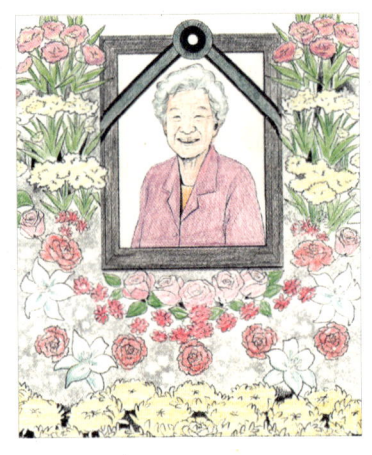

죽음이 삶의 끝이 아님을,
부모님이 떠나시고 난 뒤 알게 되었습니다.
부모님의 흔적과 숨결은
고스란히 제 안에 남아있기 때문입니다.
떠나지 않는 말…
보고 싶습니다… 고맙습니다… 사랑합니다…

나에게 아버님과 어머님은 어떤 분이셨나요?

그리운 부모님께 못다 한 이야기는 무엇인가요?

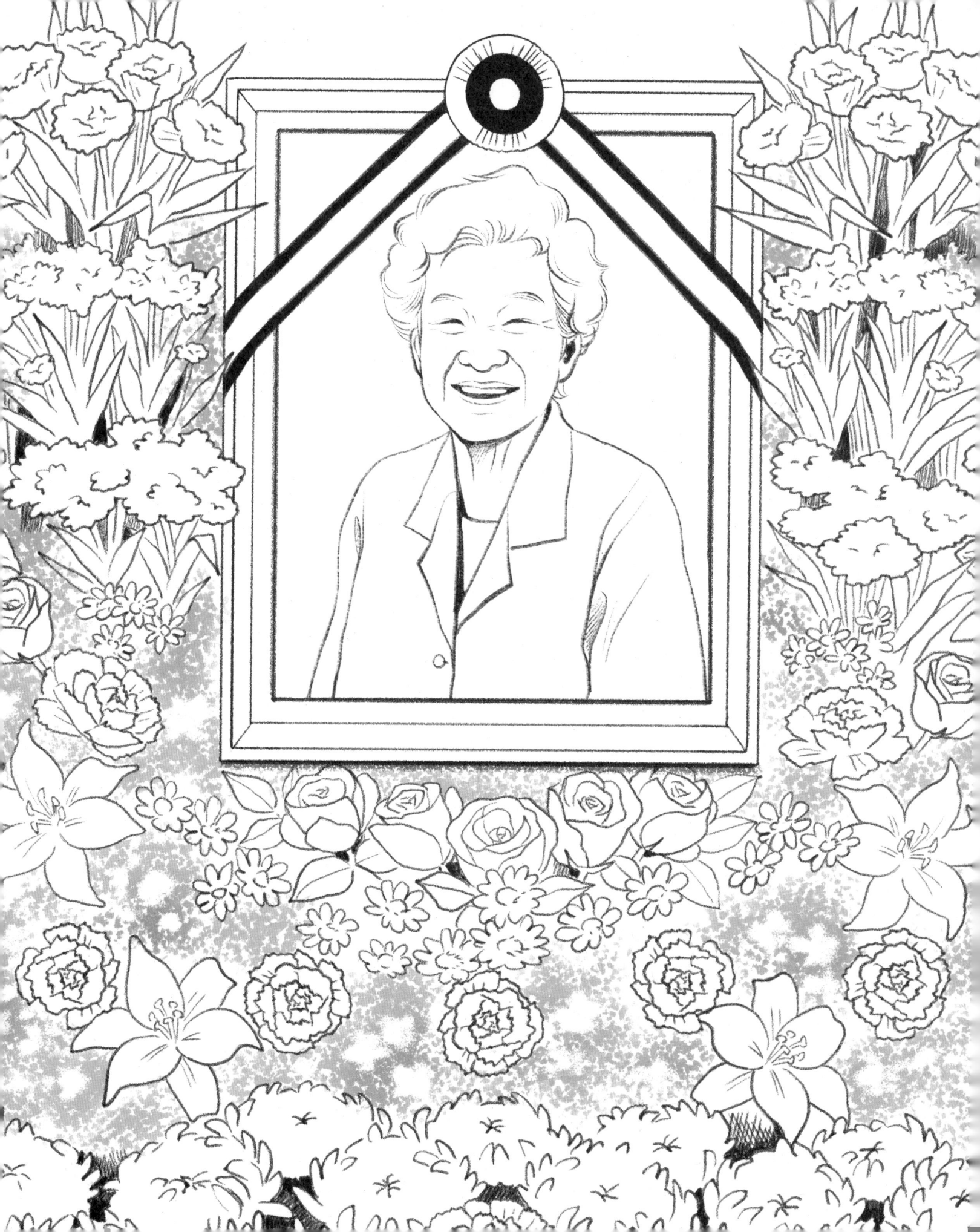

화투 놀이

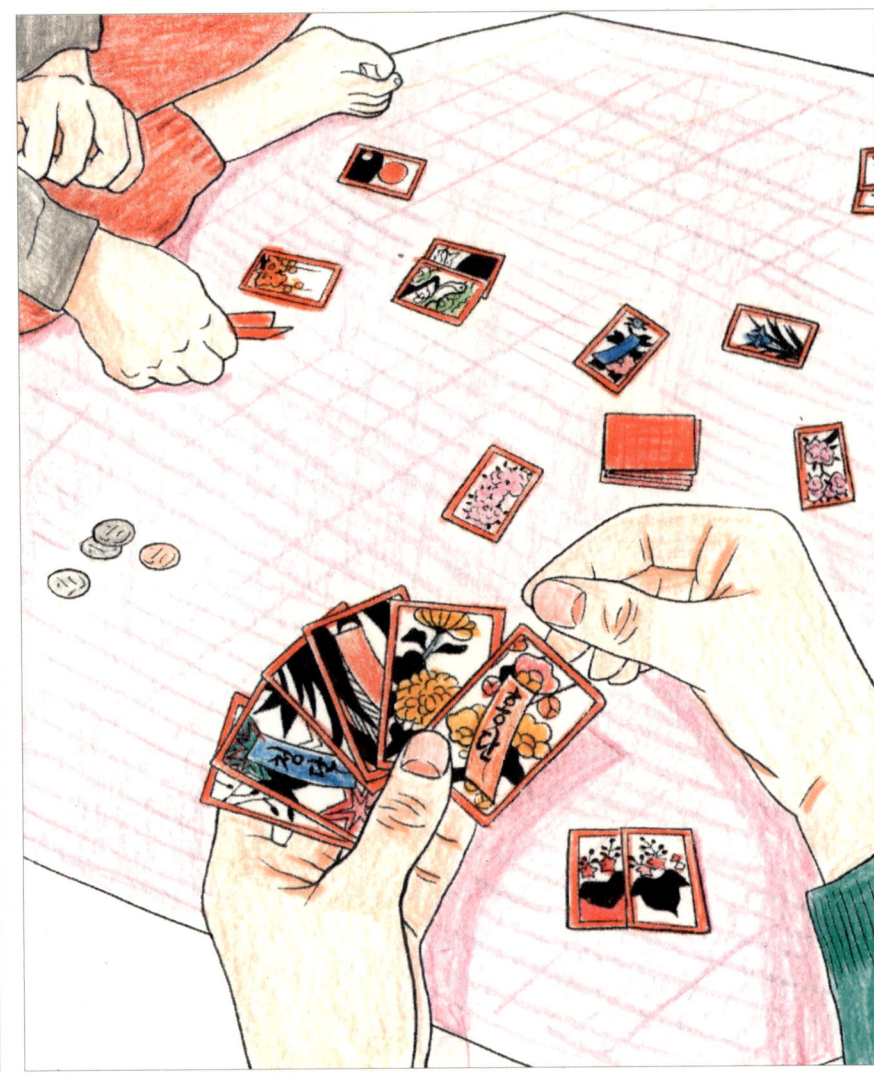
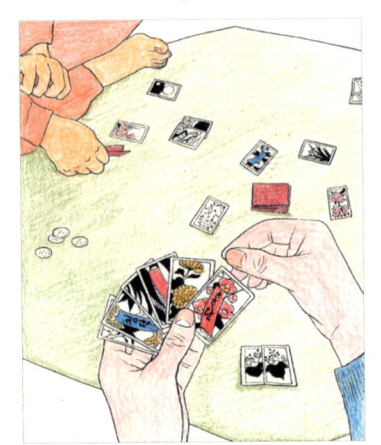

'오늘은 패가 별로네.'
저 친구가 고도리가 날 것 같아 속이 탑니다.
재미 삼아 점당 십 원씩 걸고 치는 화투.
몇십 원이 문제가 아니라 약이 올라 참을 수가 없습니다.
그래도 매일 만나 함께 하는 놀이.
화투 덕에 화도 내고 웃습니다.

명절, 가족이 모여 어떤 놀이들을 해보았나요?

요즘 나의 취미는 무엇인가요?

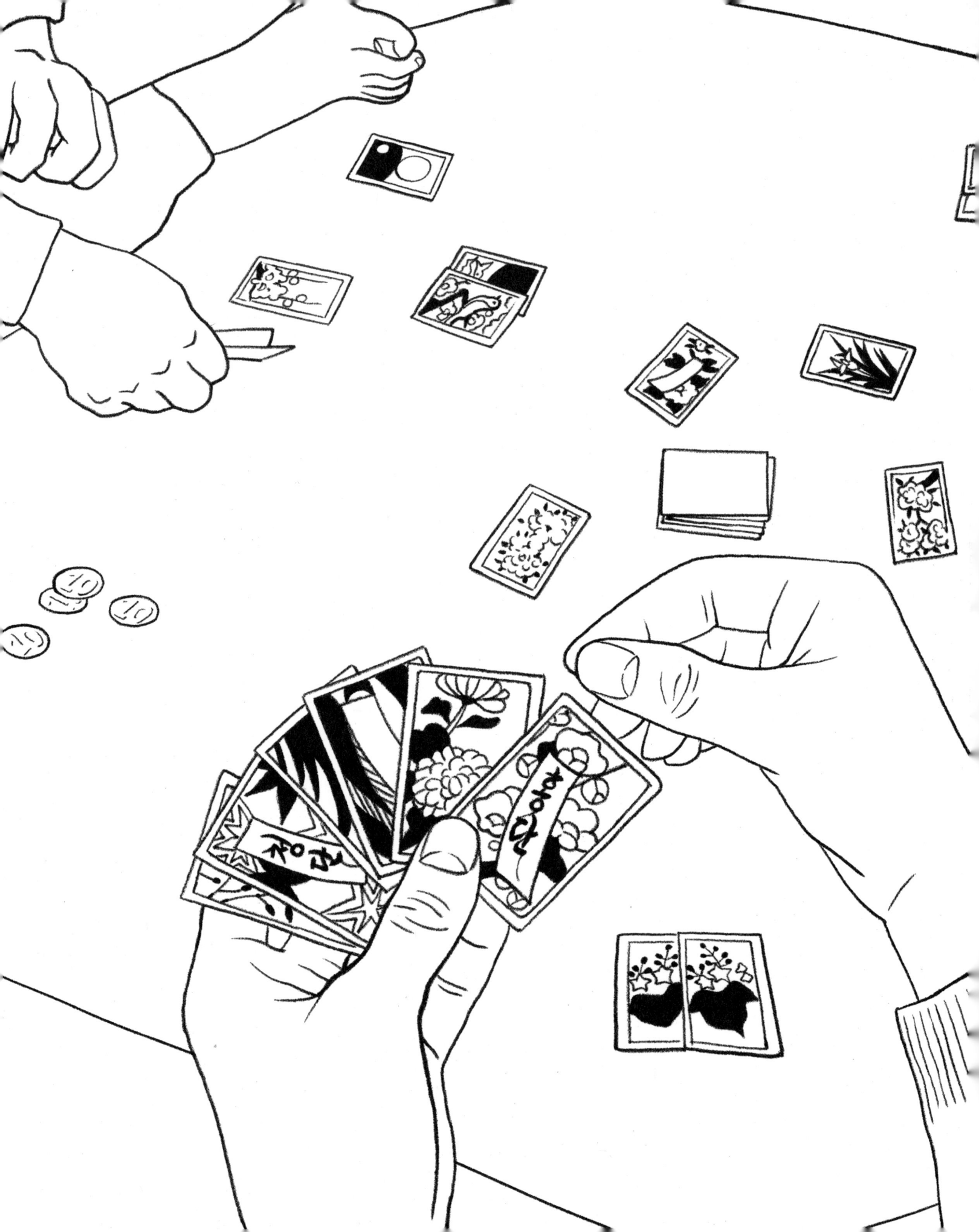

함께 걸어온 길

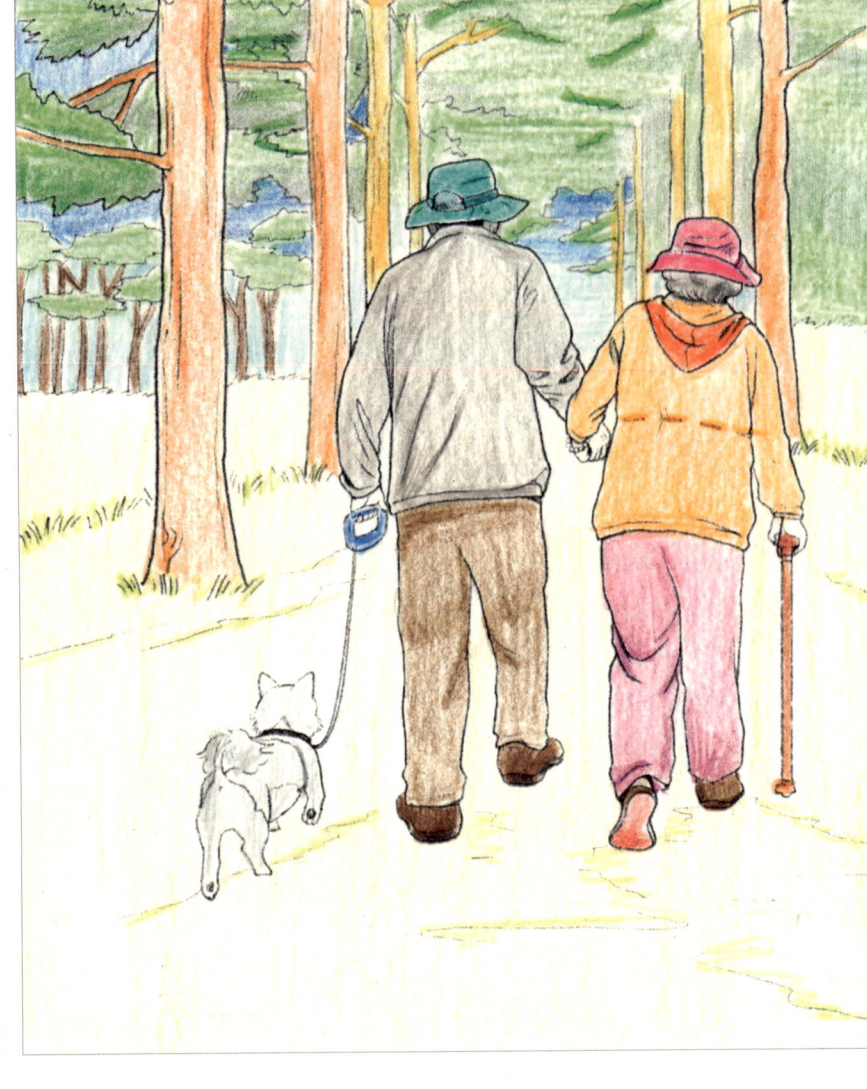

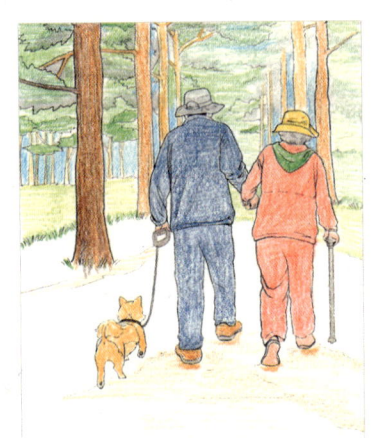

곱고 흰 두 손으로 넥타이를 매어 주던 당신…
이제는 그 두 손에 세월의 흔적이 가득합니다.
미루나무처럼 당당했던 당신의 모습도 더 이상 예전 같지 않고
성큼성큼 걷던 우리의 발걸음이 이제는 조심스러워졌지만,
한 치 앞을 알 수 없던 인생길을 함께 묵묵히 걸어온 지난날처럼
이제 남은 길도 당신의 손 맞잡고 다시 함께 갑니다.

배우자와 함께했던 나의 인생은 어떠했나요?

함께 해온 배우자에게 건네고 싶은 말 한마디는 무엇인가요?

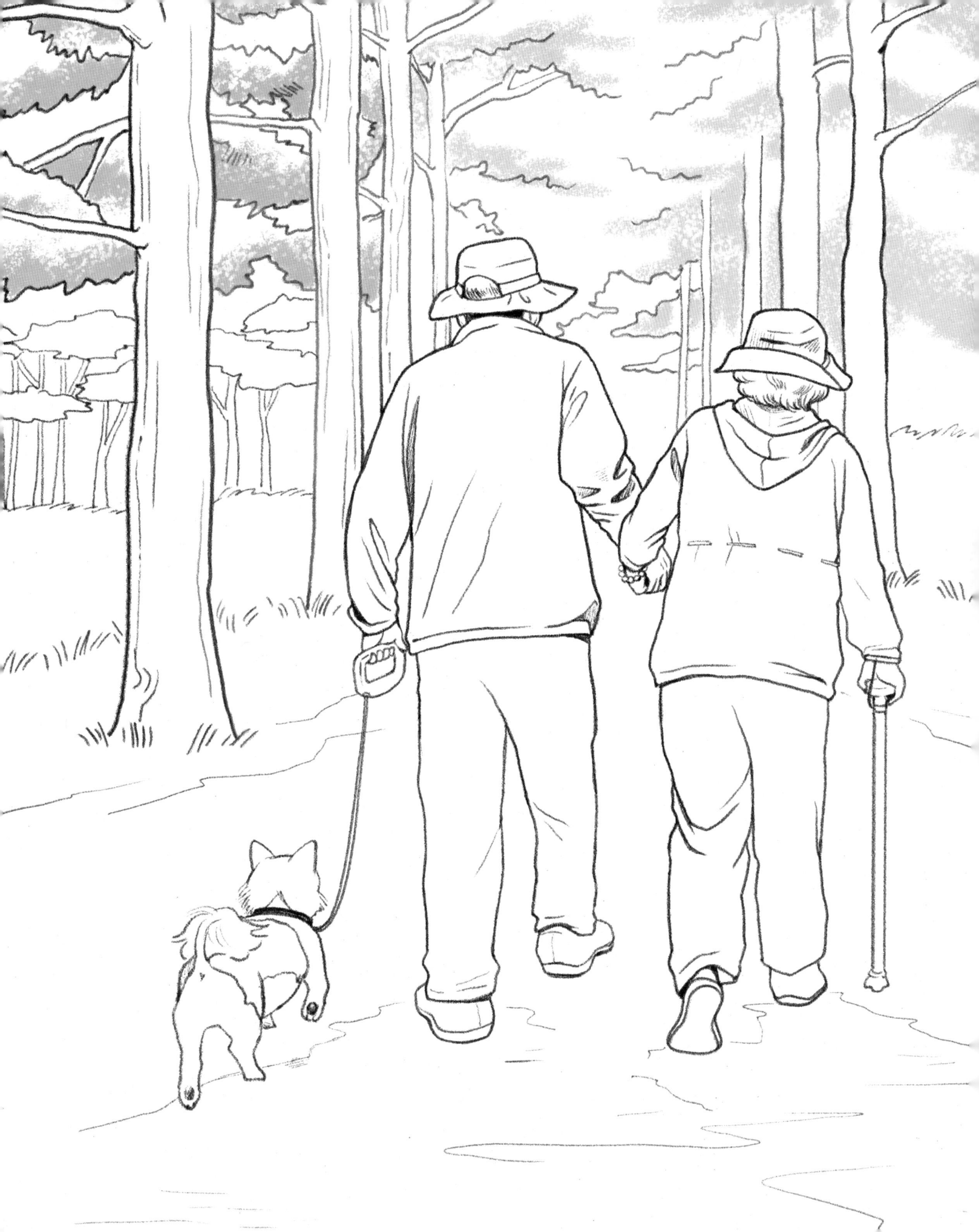

활짝 꽃피운 내 인생

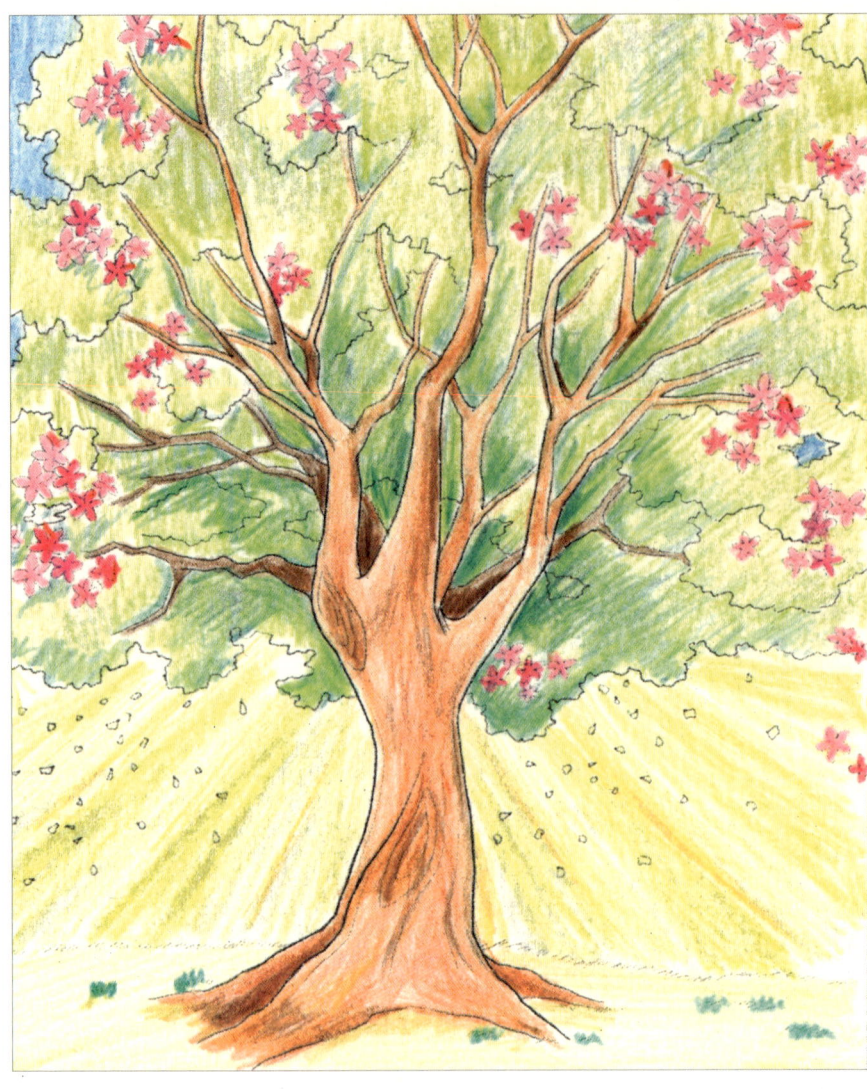
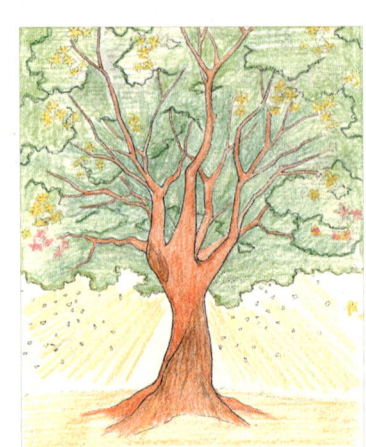

나무는 자기의 때를 압니다.
잎을 돋아내고, 꽃을 피우고, 열매를 맺는 때…
잎을 떨구고 흙의 자양분이 되어 다른 생명을 살리는 때…
모든 때가 생명인 나무와 우리의 삶이 닮았습니다.
하늘의 빛을 받아 활짝 꽃 피울 수 있었던 나의 삶…
지나간 아쉬움과 후회는 버리고 지금을 감사하겠습니다.

과거 나의 화려했던 시절은 언제인가요?

힘들었던 시절이 나에게 준 선물에는 어떤 것들이 있을까요?

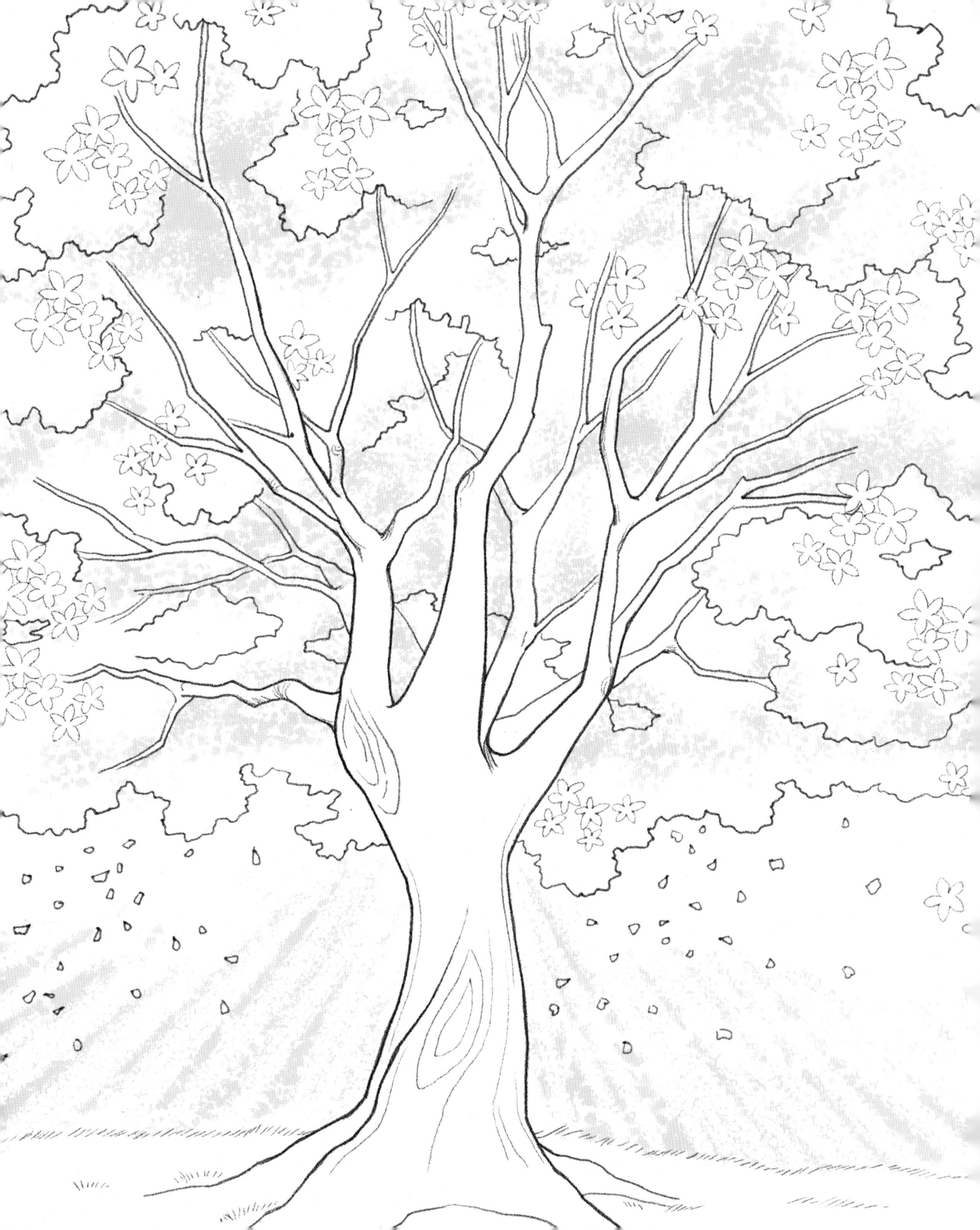

저 높은 곳을 향하여

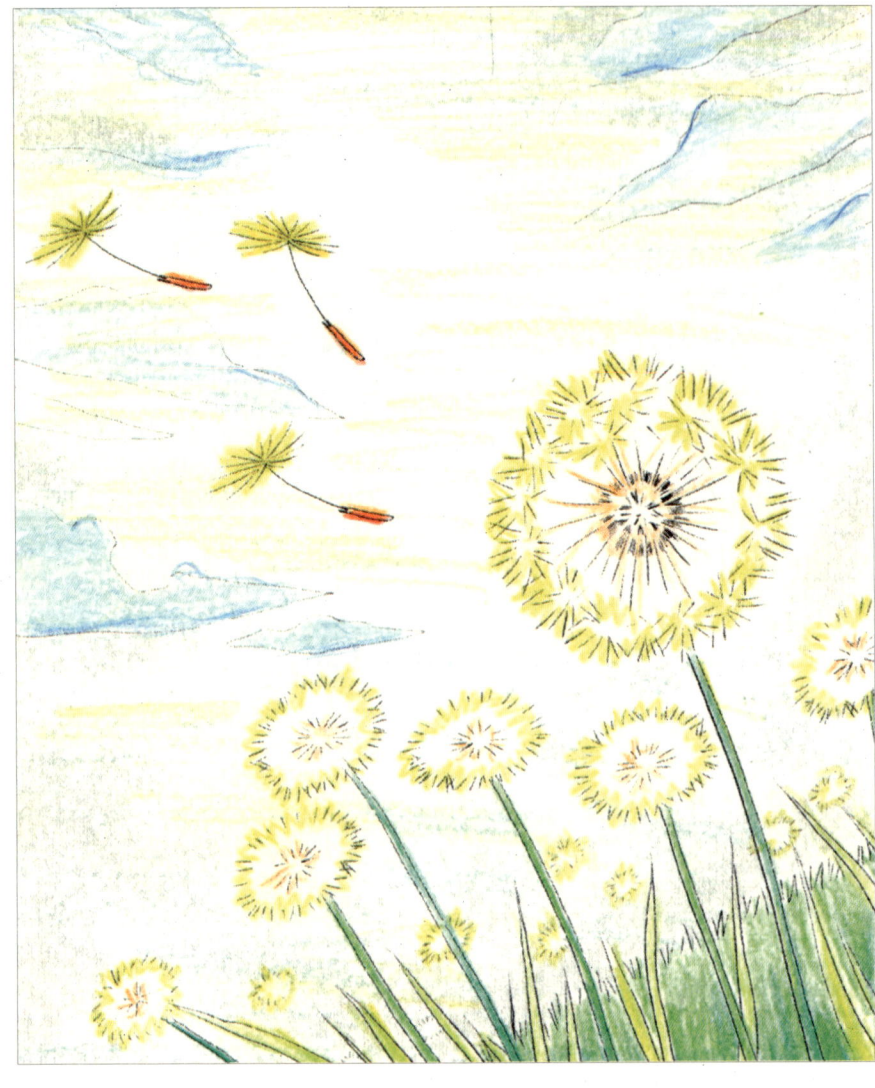

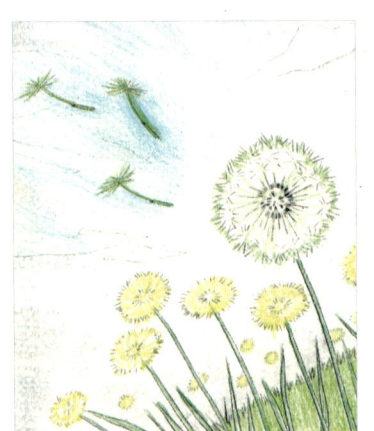

바닥 낮게 붙어 자라던 민들레꽃.
홀씨가 되어 하늘 높이 날아오릅니다.
땅에 있을 때는 꿈도 꾸지 못한 시원함…
저 높은 하늘 너머는 어떤 아름다움이 있을까요.
알 수 없는 기대가 피어오릅니다.

나는 어떤 인생을 살아왔나요?

나는 앞으로 어떤 인생을 살고 싶나요?

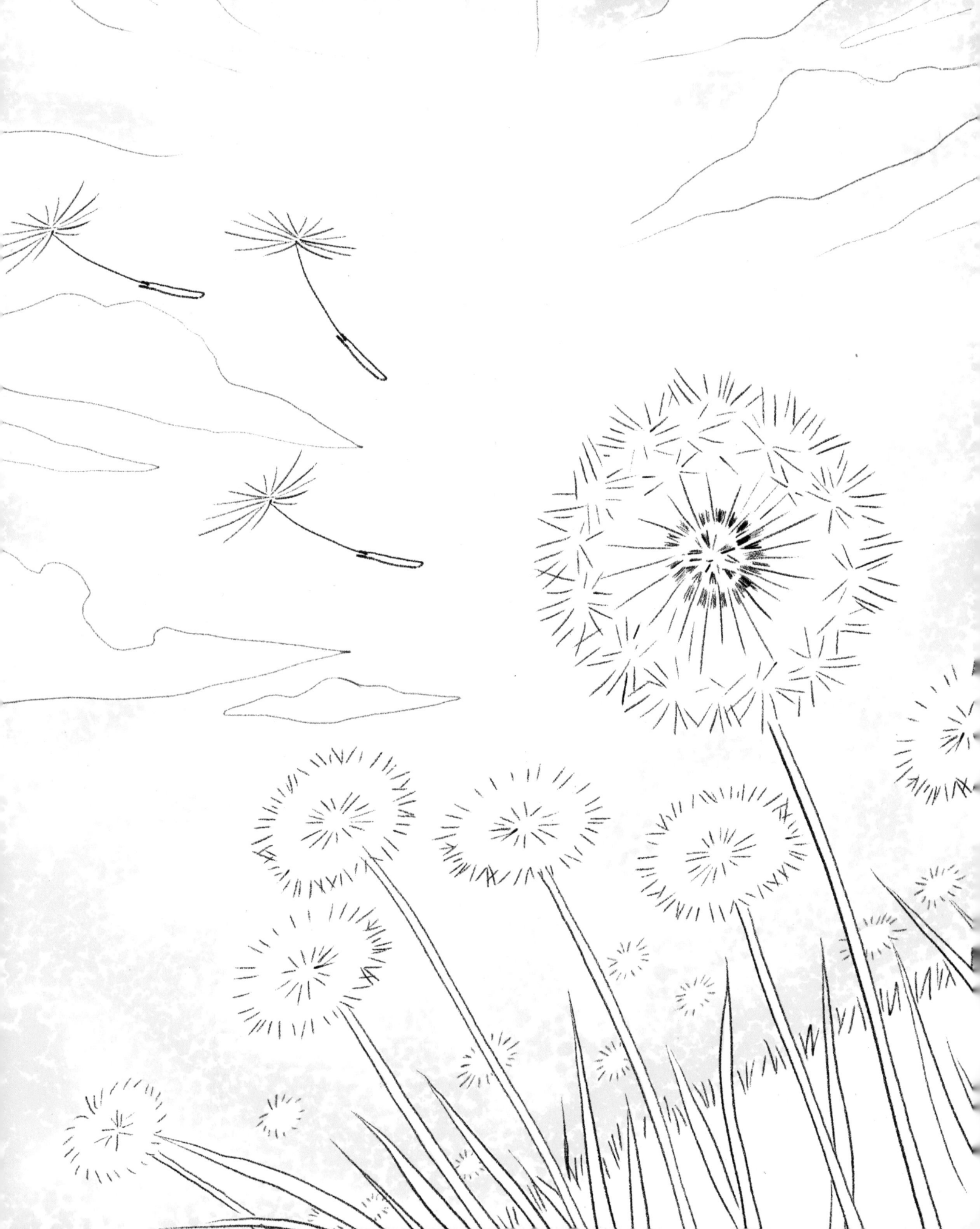

부록

노인 우울 척도 검사(사전용)
노인 우울 척도 검사(사후용)
에릭슨(Erik Erikson)의 사회심리발달 8단계
미술치료
색채심리치료
회상치료

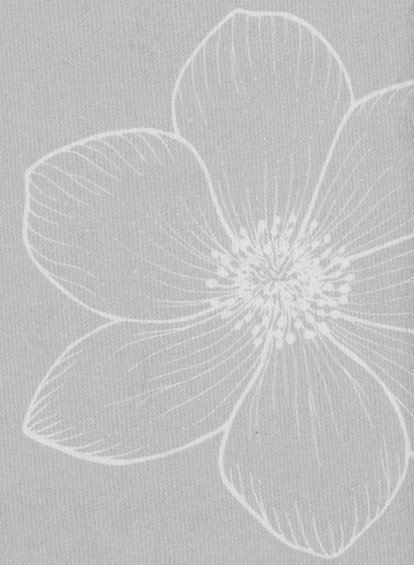

한국형 노인 우울 척도 (사전용)
Korean-Geriatric Depression Screening Scale: KGDS)

문장들을 잘 읽고 '예', '아니오'에 동그라미 하세요.

	예	아니오
1. 쓸데없는 생각들이 자꾸 떠올라 괴롭다.		
2. 아무것도 할 수 없을 것처럼 무기력하게 느낀다.		
3. 안절부절못하고 초조할 때가 자주 있다.		
4. 밖에 나가기보다는 주로 집에 있으려 한다.		
5. 앞날에 대해 걱정할 때가 많다.		
6. 지금 내가 살아있다는 것이 참 기쁘다.		
7. 인생은 즐거운 것이다.		
8. 아침에 기분 좋게 일어난다.		
9. 예전처럼 정신이 맑다.		
10. 건강에 대해서 걱정하는 일이 별로 없다.		
11. 내 판단력은 여전히 좋다.		
12. 내 나이의 다른 사람들 못지않게 건강하다.		
13. 사람들과 잘 어울린다.		
14. 정말 자신이 없다.		
15. 즐겁고 행복하다.		

	예	아니오
16. 내 기억력은 괜찮은 것 같다.		
17. 미쳐버리지나 않을까 걱정된다.		
18. 별일 없이 얼굴이 화끈거리고 진땀이 날 때가 있다.		
19. 농담을 들어도 재미가 없다.		
20. 예전에 좋아하던 일들을 여전히 즐긴다.		
21. 기분이 좋은 편이다.		
22. 앞날에 대해 희망적으로 느낀다.		
23. 사람들이 나를 싫어한다고 느낀다.		
24. 나의 잘못에 대하여 항상 나 자신을 탓한다.		
25. 전보다 화가 나고 짜증이 날 때가 많다.		
26. 전보다 내 모습(용모)이 추해졌다고 생각한다.		
27. 어떤 일을 시작하려면 예전보다 힘이 많이 든다.		
28. 무슨 일을 하든지 곧 피곤해진다.		
29. 요즈음 몸무게가 많이 줄었다.		
30. 이성에 대해 여전히 관심이 있다.		

회색 문제는 '예'에 1점 / 분홍 문제는 '아니오'에 1점 (7쪽 활용법을 참고하세요.)

검사일   점수

한국형 노인 우울 척도(사후용)

Korean-Geriatric Depression Screening Scale: KGDS)

문장들을 잘 읽고 '예', '아니오'에 동그라미 하세요.

		예	아니오
1.	쓸데없는 생각들이 자꾸 떠올라 괴롭다.		
2.	아무것도 할 수 없을 것처럼 무기력하게 느낀다.		
3.	안절부절못하고 초조할 때가 자주 있다.		
4.	밖에 나가기보다는 주로 집에 있으려 한다.		
5.	앞날에 대해 걱정할 때가 많다.		
6.	지금 내가 살아있다는 것이 참 기쁘다.		
7.	인생은 즐거운 것이다.		
8.	아침에 기분 좋게 일어난다.		
9.	예전처럼 정신이 맑다.		
10.	건강에 대해서 걱정하는 일이 별로 없다.		
11.	내 판단력은 여전히 좋다.		
12.	내 나이의 다른 사람들 못지않게 건강하다.		
13.	사람들과 잘 어울린다.		
14.	정말 자신이 없다.		
15.	즐겁고 행복하다.		

	예	아니오
16. 내 기억력은 괜찮은 것 같다.		
17. 미쳐버리지나 않을까 걱정된다.		
18. 별일 없이 얼굴이 화끈거리고 진땀이 날 때가 있다.		
19. 농담을 들어도 재미가 없다.		
20. 예전에 좋아하던 일들을 여전히 즐긴다.		
21. 기분이 좋은 편이다.		
22. 앞날에 대해 희망적으로 느낀다.		
23. 사람들이 나를 싫어한다고 느낀다.		
24. 나의 잘못에 대하여 항상 나 자신을 탓한다.		
25. 전보다 화가 나고 짜증이 날 때가 많다.		
26. 전보다 내 모습(용모)이 추해졌다고 생각한다.		
27. 어떤 일을 시작하려면 예전보다 힘이 많이 든다.		
28. 무슨 일을 하든지 곧 피곤해진다.		
29. 요즈음 몸무게가 많이 줄었다.		
30. 이성에 대해 여전히 관심이 있다.		

회색 문제는 '예'에 1점 / 분홍 문제는 '아니오'에 1점 (7쪽 활용법을 참고하세요.)

검사일   점수

에릭슨(Erik Erikson)의 사회심리발달 8단계
Erikson's Psychosocial Developmental Theory

에릭 에릭슨(Erik Erikson: 1902~1994)이 제안한 심리사회적 이론은 인간의 능동적 탐색, 적응 및 사회·문화적 요인의 영향을 강조하였다.

모든 인간은 전 생애를 통해 모두 심리사회적 8단계를 거쳐 발달하며 각 단계마다 심리사회적으로 발생하는 심리사회적 갈등을 성공적으로 해결하는 것이 건강한 적응과 다음 단계의 발달을 위해 중요한 조건이 된다고 보았다.

인간의 성격 단계별 심리사회적 위기는 '신뢰 대 불신'처럼 긍정적 요소와 부정적 요소를 모두 포함하고 있는데 만족스럽게 해결되면 신뢰감(긍정적 요소)을, 그렇지 못하면 불신감(부정적 요소)을 얻게 되는 양극의 개념으로 설명된다.

다음 발달 단계의 적절한 적응과 발달을 위해 각 단계의 위기를 적절하게 해결해나가는 것이 중요하며 여기서 '적절한 해결'이라 함은 완벽하게 긍정적인 것을 의미하는 것이라기보다는 부정적인 면보다 긍정적인 면의 비율이 더 많으면 심리사회적 위기를 건강하게 해결했다고 본다.

유아기(0~1세)의 첫 과제는 신뢰와 불신의 위기를 다루는 것으로 '신뢰와 불신의 갈등'이 성공적으로 해결되면 '희망'이라는 덕성을 얻게 되며 초기 아동기(1~3세)의 과제는 자율성과 수치심-의심의 위기를 다루는 것으로 '자율성과 수치심 그리고 의심의 갈등'이 성공적으로 해결되면 '의지'라는 덕성을 얻게 된다.

학령전기(3~5세)에 주어지는 과제는 주도성과 죄의식의 위기에 관한 것이다. '주도성과 죄의식의 갈등'이 성공적으로 해결되면 '목표 지향성'이라는 덕성을 얻게 되며 이어 학령기(6~11세)는 근면성과 열등감의 위기를 다루는 문제로 '근면성과 열등감의 갈등'이 성공적으로 해결되면 '능력'이라는 덕성을 얻게 된다고 본다.

또한 청소년기(12~18세)는 자아 정체감과 역할혼동의 위기 과제가 주어지는 시기로 '자아 정체감과 역할혼동의 갈등'이 성공적으로 해결되면 '성실성'이라는 덕성을 얻게 되고 성인기(19~35세)에는 친밀감과 고립감의 위기를 다루는 과제로 '친밀감과 고립감의 갈등'이 성공적으로 해결되면 '사랑'이라는 덕성을 얻게 되며, 중년기(35~50세)에는 생산성과 침체감의 위기를 다루는 과제로 '생산성과 침체감의 갈등'이 성공적으로 해결되면 '배려'라는 덕성을 얻게 된다.

에릭슨 생애 주기의 마지막 단계인 55세 이상부터 죽음에 이르기까지는 '자아 통합과 절망감의 위기'를 다루는 시기이다. 삶을 진지하게 돌아보고 검토, 평가하는 숙고의 시간으로 충족감과 만족감으로 자신의 삶을 되돌아보고, 인생의 성공과 실패에 잘 적응해 왔다면 자연스럽게 '자아 통합'을 하게 된다. 반대로 돌이킬 수 없는 실수에 대한 후회와 놓쳐버린 기회에 대한 분노로 괴로워하며 자신의 삶을 좌절감과 증오로 바라본다면 '절망감'을 경험하게 된다.

'자아 통합과 절망감의 갈등'이 성공적으로 해결되면 '지혜'라는 덕성을 얻게 된다. 이렇듯 에릭슨의 발달 단계를 되짚어보다 보면 지난 삶에 대한 회상과 더불어 남은 생에 대한 새로운 도전과 의미를 가질 수 있게 된다.

미술치료
Art Therapy

미술은 인류의 문화 속에서 인간의 감정이나 생활 모습, 의복, 주변 환경 등 언어로 표현할 수 없는 다양한 것들을 표현해 왔고 이를 통해 시대적인 생활상과 문화를 전달하는 역할을 하였다. 이러한 미술의 영역이 기능적인 면에서 심리적인 분야로 확대되어가면서, 내재된 감정들이 언어 영역을 넘어서 그림으로 표현된 것을 바탕으로 인간의 심리를 이해할 수 있게 되었다. 이에 더 나아가 이러한 미술의 심리적인 표현을 이용해 치료적인 접근이 가능하게 되었는데, 이러한 치료 기법을 미술심리치료라고 부른다.

미술심리치료란 미술이라는 표현예술이 심리학적인 영역과 만나 이루어진 상담 기법의 한 분야로서, 미술 활동을 통하여 사람들의 심리를 진단하는 HTP(집, 나무, 사람) 검사 등과 같이 다양한 투사 검사로 활용되기도 한다.

상담사와 함께 하는 미술 활동을 통해 자기 이해와 통찰이 가능하게 되어 스스로 내면의 갈등을 직면하거나 조정하기도 하고, 자신에게 있는 내면의 문제들을 대면하고 적응할 수 있는 힘을 갖게 되기도 한다. 또한 심리적 중간지대로서 그림이나 미술 활동을 통해 힘든 기억 속에 머물고 있는 상처들을 인식하게 되고, 페르소나로 감춰진 가면 속 내 모습을 발견하기도 한다. 이렇듯 미술을 통해 자기표현을 돕고 억압되고 눌린 감정들의 승화 작용을 통해 자아 성장을 촉진하며, 자신의 내적 세계와 외적 세계 간의 조화를 이룰 수 있게 되어 자아 통합감을 가지고 의미 있는 삶을 살아갈 수 있도록 도와주는 것이 미술심리치료이다.

미술심리치료의 또 다른 목적은 자기실현이다. 자기(self)란 의식과 무의식을 통틀어서 칭하는 개념으로, 내면의 무의식은 무궁무진하고 깊어서 무의식을 의식화한다고 해도 개인의 무의식을 다 알 수 없다. Wadeson(2008)은 "미술치료가 이미지를 표출하는 과정의 비언어적인 표현이며 상징성을 갖는다는 점에서 솔직한 자기표현을 유도한다."라고 하였다. 미술치료적 상징에서 내담자가 생성하는 작품은 하나의 표현이 되며 타인에게 특정한 메시지를 전달하려는 목적을 지닌다. 미술치료 시 표현되는 작품은 심리치료사와의 상호작용을 통해 내담자의 세계를 공감하고 이해할 수 있는 통로의 역할을 하기도 한다.

미술치료는 미술 활동을 통해 자신의 내면을 표현하게 하며 결과보다는 과정을 중요하게 생각하고 변화와 성장에 가장 큰 목표를 두고 있다. 완성작을 통해 자신의 모습을 색과 형태가 있는 작품으로 승화시키면서 성취감을 느끼게 되고, 자신의 내면을 새롭게 발견하고 이해하는 과정을 통해 자기 내면의 깊은 탐색이 가능해지고 자아의 성장을 이루어갈 수 있게 된다.

결론적으로 미술치료란 미술 활동을 통하여 자신의 내면세계를 표현하게 함으로써 정서적 갈등과 불안, 우울 등 심리적인 증상을 완화시키고 자기 이해와 자아의 성장을 경험하게 하여 한 개인이 원만하고 적응적이며 창조적인 삶을 살아갈 수 있도록 돕는 심리치료 기법이라고 정의할 수 있다.

색채심리치료
Color Psychical Therapy

　최근에는 심리에 대한 분석적인 접근에 대한 관심이 일반화되어 MBTI, DISK, 에니어그램과 같은 검사로 개인의 성향이나 성격을 이해하는 데 도움을 받기도 하듯, 개인이 선호하는 색채(color)를 통해 성격적 특성을 이해하거나 치유적인 접근을 하기도 한다.

　색채(color)란 색이 빛을 통해 눈에 들어와 시신경을 자극하여 뇌의 시각중추에 전달함으로써 생기는 감각으로 물리적, 화학적, 생물적, 사회적, 미적인 다양한 측면을 지니고 있다. 아울러 인간의 정서와 감정에 커다란 영향을 미치기 때문에 미술 영역을 넘어서서 심리학 분야에서 많이 논의되며, 개인의 특성, 경험, 학습, 감정 상태 등을 나타내기도 한다.

　심리학의 한 분야로서의 색채심리학(color psychology)은 생리학, 미학, 인문학, 사회학 등과 폭넓은 관계를 가지며, 색채가 갖는 기본적인 특성에서 시작하여 인간이 색채에 대하여 지닌 감성적인 면과 미적 반응, 색채의 생리적 영향에 대하여 심리적인 관점에서 연구하는 분야이다.

　우리는 일상생활에서 다양한 색채들을 경험하고 그 색채들이 복합적으로 표현되고 존재하는 것을 느끼는 과정을 겪는다. 이렇게 색을 느끼는 과정인 색채 현상으로는 하나의 색이 '대비'와 '조화'를 통하여 본래의 색과 다르게 보일 수도 있고, '동화'작용을 통하여 유사한 색이 되기도 하며 다른 색과 비교될 수도 있다. 색채 현상이 진행되고 발전되며 색채를 통해 경험된 심리적 영향은 개인에게 긍정적이거나 부정적 반응을 불러일으켜 선호 색과 혐오 색이 되기도 하며, 나라마다 언어나 국기가 다른 것처럼 세월이 지나면서 집단이나 지역을 대표하는 상징을 지닌 시각언어가 되기도 한다. 이렇듯 색채는 '연상'과 '상징'이란 중요한 기능도 한다. 이러한 색채의 주관적, 객관적 다양성을 심리학적 연구에 포함한 분야가 색채심리이며, 심리적 반응을 표현하는 하나의 도구적인 속성을 지니고 있다.

　많은 사람들은 각자의 기억 속에 가장 인상적인 컬러를 가지고 있으며, 개인의 감정에 따라 특정한 색을 좋아하거나 싫어한다. 그러나 이런 색채의 선호는 단순한 개인의 기호만을 나타내는 것이 아니라 현재 몸과 마음의 상태나 성격을 파악할 수도 있고, 또 문화적인 의식도 엿볼 수 있게 한다. 선호도에 따른 색채정보를 통해 심리상태를 파악하면 무의식에 내재한 진정한 자아의 모습은 물론 정서, 기분, 자기 지각에 대한 개념, 감각 등 다양하고 심화된 내면세계를 통합적으로 이해할 수 있다.

<색이 지닌 상징의미>

빨강-사랑, 감각, 에너지, 분노, 미움, 욕구
파랑-고요, 안전, 성실, 권태, 무력감, 공허감
노랑-태양, 따스함, 낙관, 행복, 질투, 과대평가
초록-자연, 치유, 생명, 욕심, 권력
주황-낙천적, 자기 신뢰감, 외향성, 권세욕, 자기과시, 양면성
분홍-낭만, 우아, 여성성, 보호 욕구, 감성적, 스트레스
검정-회귀성, 모태, 권태, 죽음, 상실, 우울, 혼돈

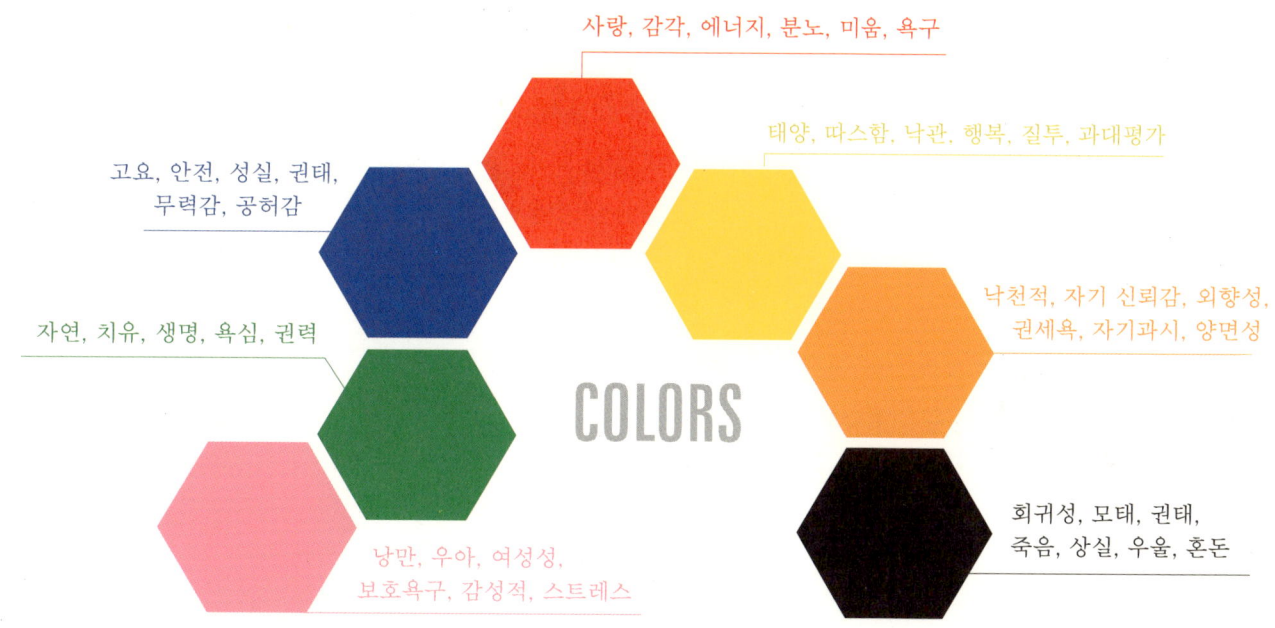

　색채의 심리적 효과는 다양하게 우리의 무의식과 의식 속에 자리 잡고 있다. 우리가 의사를 전달하기 위해서 언어만을 고집할 것이 아니라 때로는 언어보다 더 정확하고 직관적이며 누구에게나 적용할 수 있는 가장 보편적인 수단인 색채를 이용하는 데 사용하는 좋은 도구가 색채심리학이다. 결론적으로 색채는 의미뿐만 아니라 감성을 함께 전달하는 강한 커뮤니케이션 도구가 될 수 있다.

회상치료
Reminiscence Therapy

회상(reminiscence)은 자기의 생을 되돌아보는 정신 과정으로 자기 이해를 증진시키려는 욕구에 의해 동기화되며 과거의 경험 중에서 의미 있는 것에 대해 생각하거나 이야기하는 것이다.(Quackenbush & Barnett, 1995.) 또 회상이란 다양한 과거의 경험, 기억, 사회적 상호작용의 개념으로, 직접 경험한 과거 사건을 현재화하여 재구성하고 이를 타인 또는 대상과 공유하는 정신 사회적 치료 중의 감정 지향적 프로그램을 의미하기도 한다.(Mcmahon & Rhudick, 1964.)

미국의 정신과 의사인 Bulter(1963)에 의해 제창된 회상치료는 노인 정신보건을 위한 프로그램으로 많이 응용되어왔다. 그는 Erickson의 발달 이론에 기초하여 회상이 생을 마무리하는 노년기 단계에 흔히 나타나는 심리적 특성이라는 점에 바탕을 두고 회상 치료를 제안하였다.(Ebersole, 1976; King, 1982.)

노인 상담에서 회상치료의 의미는 단순하게 과거를 회상하는 것이 아니라 자신의 과거를 긍정적으로 수용하는 구조화된 전문적인 과정인 것이다.(Molinari, 1999.) 이러한 회상치료는 노년기 삶의 만족도를 증진시키며 노년기 우울을 비롯한 다양한 심리적 어려움을 감소시킴으로써 자아 통합에 이룰 수 있도록 도와주는 심리치료의 한 방법으로 주목받고 있다.

특히 Gallagher(1993)는 이러한 회상치료를 미술치료에 접목하였고, 미술치료의 회상 과정이 언어적 표현의 어려움을 가진 초기 치매 노인의 긍정적인 삶에 도움이 되었음을 보고하였다. 또한 Disabato(1995)는 미술치료와 회상치료를 병행한 창조적 과정이 노인의 생애 회고 과정과 결합했을 때 노인에게 의미 있는 가치를 줄 수 있고 심각한 질환에 직면한 노인의 불안수준을 감소시키는데 작용한다고 하였다. 또한 회상치료가 생활 만족도 증진(하양숙, 1991)과 노인 만성통증, 우울, 자아존중감 등에도 효과가 있다(김수용, 1998)고 보고하고 있다.

Jung에 의하면 '성공적인 노화란 죽음을 수용하고 내세에 대한 희망을 가지는 것'이라 하였다. Erickson도 노년기 발달의 핵심을 자아 통합 대 절망(integrity versus dispair)이라는 위기 해결 능력으로 이야기하고 있다. 자아 통합을 이룬 사람은 과거에 대한 긍정적 회상, 현재 그리고 미래의 죽음을 수용하고, 희망으로 생애에 대한 성취감을 갖는다고 한다.

죽음의 수용과 내세에 대한 희망, 그리고 자아 통합의 성취는 과거에 대한 긍정적 회상으로 가능하며, 죽음에 대한 긍정적 수용은 성공적인 노화로 가는 지름길로 볼 수 있다. 그런 의미에서 회상치료는 삶의 애환과 자기개방, 감정 표출 그리고 자신의 성공 경험 확인 등의 효과를 통해 노인들의 자아 존중감의 변화를 가능하게 할 수 있고 더 나아가 그들의 성공적인 자아 통합을 이루는 데 도움을 줄 수 있을 것이다.

참고문헌

만다라 미술치료를 활용한 중년기 여성의 개성화 경험에 관한 현상학 연구' 김기욱,신동열

색채심리학 김선현 저 | 이담북스(이담Books) 2013년김수용(1998).

발달심리학학지사. 신명희·서은희·송수지·김은경·원영실·노원경·김정민·강소연·임호영 공저(2018).

집단통합예술치료가 여성독거노인의 우울감 및 고독감 감소에 미치는 영향, 국제신학대학원대학교 석사학위논문, 장호영(2019).

집단 회상요법이 노인의 통증, 우울, 자아존중감에 미치는 효과: 요양원 만성통증을 가진 여성 노인을 대상으로. 경상대학교 석사학위논문.박동순; 현은민(2010).

회상요법을 적용한 집단미술치료가 만성질환 노인의 심리적 안녕감과 무망감 우울증에 미치는 효과. 영남대학교 안동대학교 미술치료 연구 제17권 제5호.하양숙(1991).

집단 회상이 노인의 심리적 안녕에 미치는 영향에 관한 연구. 서울대학교 석사학위논문.

4인 4색 미술치료 이화영 , 장현정 , 조봉진 , 한애현 지음 시그마프레스

Bulter, R. N(1963). The Life Review: An Interpretation of Reminiscence in The Aged. Psychiatry, 26, 55-76.

Disabato, B. A. W.(1995). Art Therapy and Reminiscence : A Three-Dimensional Life Review Totem With An Elder Adult Female. Master Abstracts International, 33(5), 1412-24.

Ebersole, P.(1976). Reminiscing and Group Psychotherapy With the Aged. In Burnside(ED). Nursing and the Aged, 214-230 N.Y.: McGraw-Hill Bood Co.

Gallagher, S. M.(1993). Celebration of Womnen's Lives: Geriatic Art Therapy Life Review. Masters Abstracts International, 31(4), 1935-1941.

Jaffe, A.(2000). 이부영 역(2003). C. G. 융의 꿈의 회상, 꿈 그리고 사상. 서울: 잡문당.

저자

길소연
국민대학교 법정대 졸
웨스트민스터 신학대학원 상담심리학 석사
웨스트민스터 신학대학원 상담심리학 박사과정
한국시니어정신건강연구소 수석연구원(현)
성남위례종합사회복지관 상담실 실장(현)
한국목회상담학회 상담사(현)
노인통합교육지도사 1급, 웰다잉심리상담사 1급, 미술심리치료사 1급

김희애
숙명여자대학교 문과대 졸
웨스트민스터 신학대학원 상담심리학 석사
한국시니어정신건강연구소 수석연구원(현)
성남위례종합사회복지관 전문 상담사(현)
한국목회상담학회 상담사(현)
노인심리상담사 1급, 미술심리치료사 1급, 놀이심리상담사 2급

송혜경
이화여자대학교 사범대 졸
웨스트민스터 신학대학원 상담심리학 석사
웨스트민스터신학대학원대학교 상담심리교육학 박사과정
한국시니어정신건강연구소 수석연구원(현)
웨스트민스터상담코칭센터 전문 상담사(현)
한국정신분석심리상담학회 상담사(현)
노인심리상담사 1급, 놀이심리상담사 1급, 미술심리치료사 1급

이혜영
이화여자대학교 미술대 졸
웨스트민스터 신학대학원 상담심리학 석사
웨스트민스터 신학대학원 상담심리학 박사수료
한국시니어정신건강연구소 수석연구원(현)
성남위례종합사회복지관 상담실 팀장(현)
한국예술심리치료학회 상담사(현)
노인심리상담사 1급, 놀이심리상담사 1급, 미술심리치료사 1급

치매 예방을 위한 시니어의 꽃 같은 인생 컬러링북
그리움을 칠하다

초판 1쇄 인쇄 2022년 6월 15일
초판 5쇄 발행 2023년 11월 10일

지은이	길소연, 김희애, 송혜경, 이혜영
발행처	도서출판 넥스윅
발행인	최근봉
표지디자인	디자인길
편집디자인	디자인길
삽화	김은지, shutterstock
주소	경기도 고양시 일산동구 장백로 20, 102동 905
전화	031)972-9207
팩스	031)972-9208
이메일	cntpchoi@naver.com
등록번호	제2014-000069호

이 도서의 저작권은 도서출판 넥스윅에 있으며
일부 혹은 전체내용을 무단 복사 전재하는 것은 저작권법에
저촉됩니다.

ISBN: 979-11-88389-34-6
* 값은 표지 뒷면에 표기되어 있습니다.
* 잘못된 책은 구입하신 서점에서 바꾸어 드립니다.

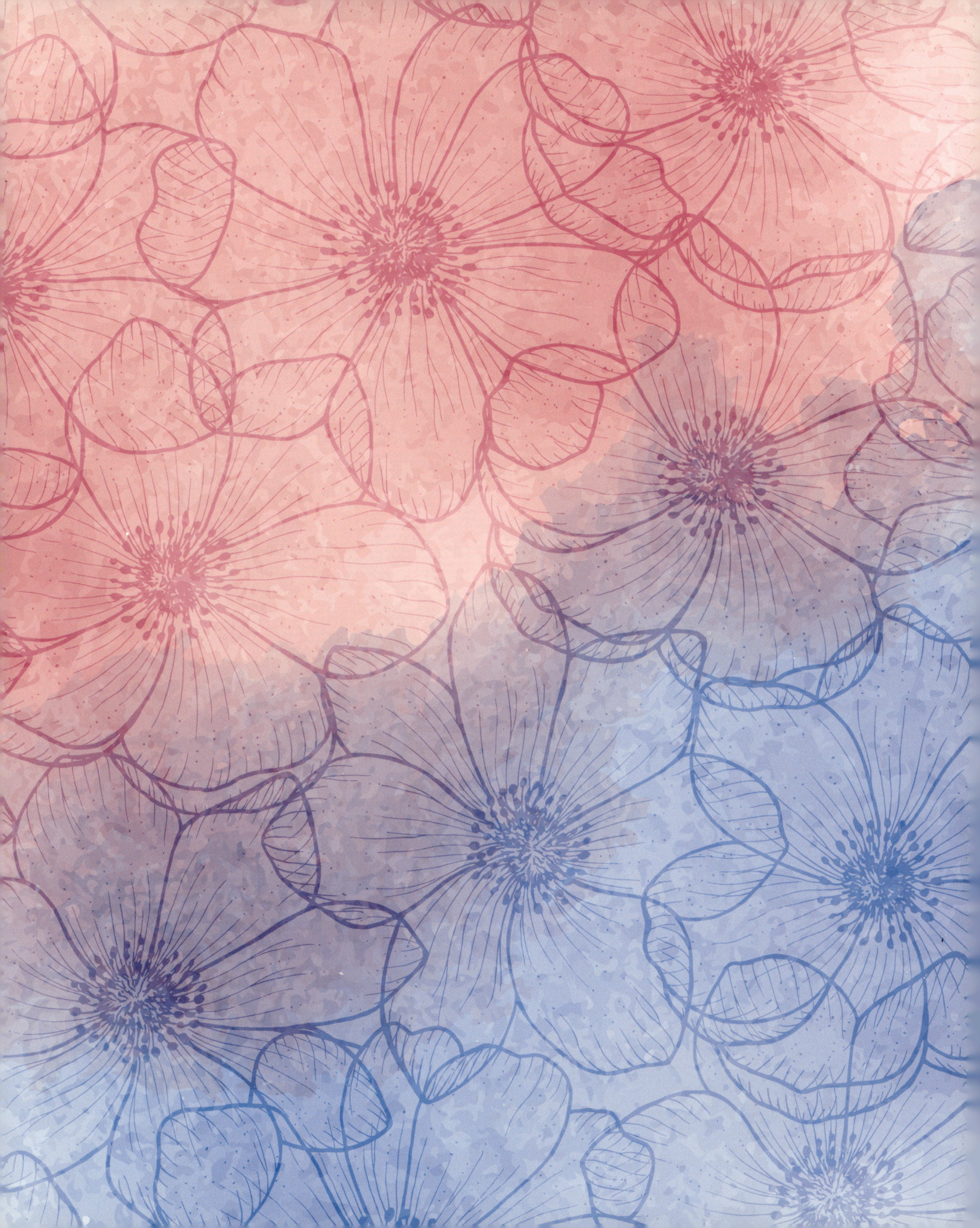

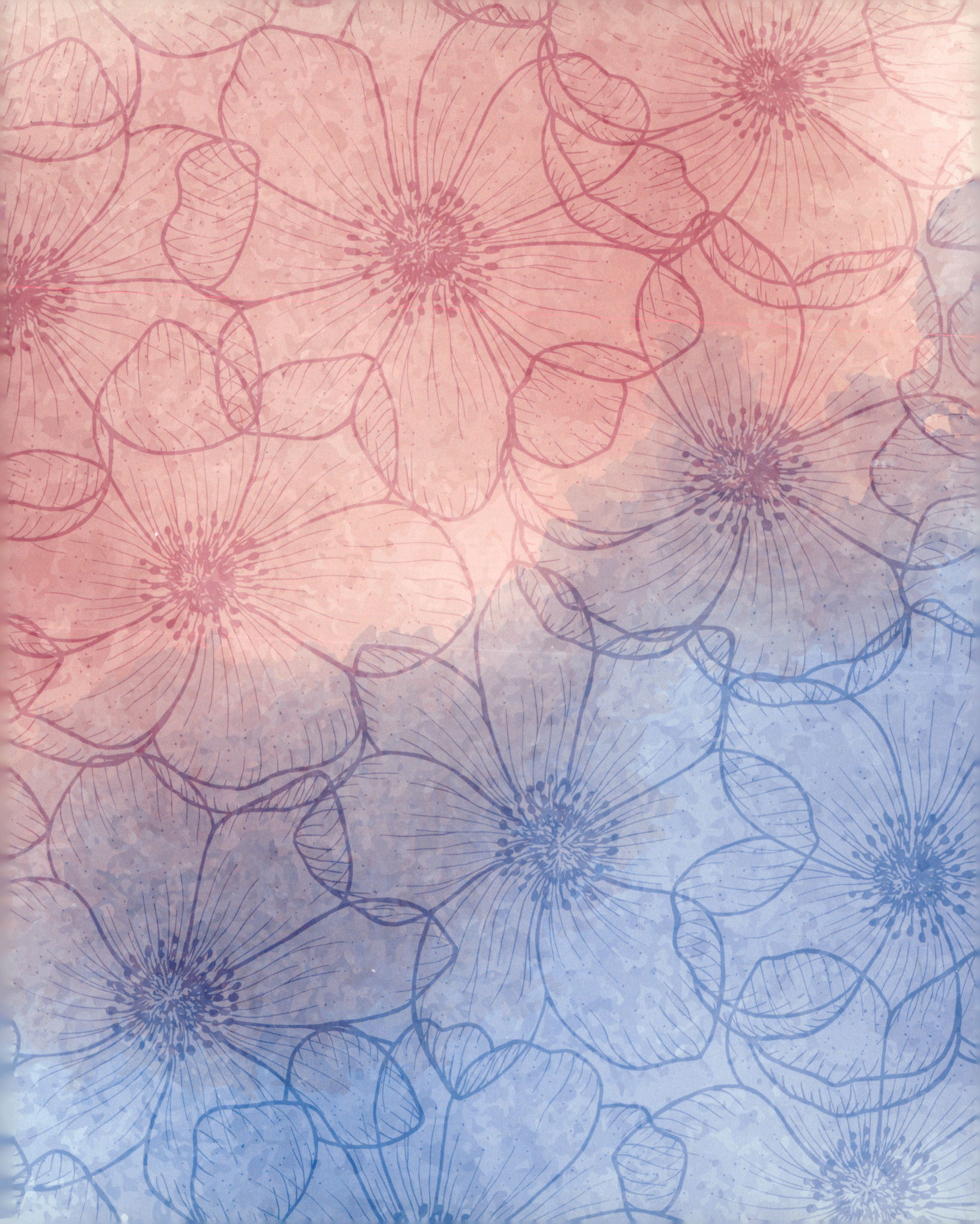